2024年版

手术室护理实践指南

GUIDE TO OPERATING ROOM NURSING PRACTICE

中华护理学会手术室护理专业委员会 编制

编写委员会

顾　问	李秀华	吴欣娟		
主　编	孙育红	郭　莉		
副主编	李国宏	邓述华	王　菲	陈肖敏	王惠珍
	穆　莉	张增梅	王　维	彭玉娜	赵　鑫
	敬　洁	张琳娟	王　薇	马　艳	于　婧
	安晶晶	何　丽	徐　梅	常后婵	宋　玲
	高兴莲	李　莉	刘春英	李　萍	钱蒨健
	刘　婷	米湘琦			

人民卫生出版社

·北京·

图书在版编目（CIP）数据

手术室护理实践指南：2024年版 / 孙育红，郭莉主编 . -- 北京 ： 人民卫生出版社，2024. 7（2024.10重印）.
ISBN 978-7-117-36572-7

Ⅰ. R472.3-62

中国国家版本馆 CIP 数据核字第 2024SD0383 号

人卫智网	www.ipmph.com	医学教育、学术、考试、健康，购书智慧智能综合服务平台
人卫官网	www.pmph.com	人卫官方资讯发布平台

手术室护理实践指南

Shoushushi Huli Shijian Zhinan

2024 年版

主　　编：孙育红　郭　莉

出版发行：人民卫生出版社（中继线 010-59780011）

地　　址：北京市朝阳区潘家园南里 19 号

邮　　编：100021

E - mail：pmph @ pmph.com

购书热线：010-59787592　010-59787584　010-65264830

印　　刷：北京盛通印刷股份有限公司

经　　销：新华书店

开　　本：889×1194　1/32　　印张：10.5

字　　数：263 千字

版　　次：2024 年 7 月第 1 版

印　　次：2024 年 10 月第 3 次印刷

标准书号：ISBN 978-7-117-36572-7

定　　价：69.00 元

打击盗版举报电话：010-59787491　E-mail：WQ @ pmph.com

质量问题联系电话：010-59787234　E-mail：zhiliang @ pmph.com

数字融合服务电话：4001118166　E-mail：zengzhi @ pmph.com

编 者

于　婧　（吉林大学第一医院）

马　艳　（中国医学科学院阜外心血管病医院）

王　雨　（吉林大学第一医院）

王　菲　（首都医科大学附属北京友谊医院）

王　维　（上海交通大学医学院附属瑞金医院）

王　薇　（北京朝阳区妇幼保健院）

王小亮　（湖南中医药大学第一附属医院）

王惠珍　（北京协和医院）

邓　露　（中南大学湘雅二医院）

邓述华　（北京大学第三医院）

吕晓凡　（南京鼓楼医院）

朱志勇　（延边大学附属医院）

危蕺罡　（福建中医药大学附属人民医院）

刘　敏　（中南大学湘雅三医院）

刘　婷　（首都医科大学宣武医院）

刘春英　（天津市第一中心医院）

米湘琦　（北京大学第三医院）

安晶晶　（四川大学华西医院）

孙文华　（西安市儿童医院）

孙育红　（中日友好医院）

杜白茹　（空军军医大学第一附属医院）

李　玉　（遵义医科大学附属医院）

李　莉　（中国医科大学附属第一医院）

李　萍　（中日友好医院）

李　雪　（新疆医科大学附属肿瘤医院）

李占飞　（内蒙古医科大学附属医院）

李冬雪　（重庆医科大学附属第二医院）

李国宏　（东南大学附属中大医院）

杨丽娜　（四川省医学科学院·四川省人民医院）

何　丽　（中国人民解放军总医院）

何春霖　（昆明医科大学第一附属医院）

宋　玲　（首都医科大学附属北京安贞医院）

宋　辉　（天津医科大学肿瘤医院）

张　丽　（新疆维吾尔自治区人民医院）

张泽勇　（广州医科大学附属第一医院）

张琳娟　（西安交通大学第一附属医院）

张增梅　（郑州大学第一附属医院）

陈肖敏　（浙江省人民医院）

周　娇　（陕西省人民医院）

赵　鑫　（中国医科大学附属第一医院）

钱蒨健　（上海交通大学医学院附属瑞金医院）

徐　梅　（北京协和医院）

历届编委

序

　　2024 年是中华人民共和国成立 75 周年,是实施"十四五"规划的关键一年,也是卫生健康事业改革创新、强基固本、全面提升的重要一年。护理人员作为实施健康中国战略的重要力量,责任重大,使命光荣。中华护理学会作为全国护理工作者的优秀学术团体,一直以来在党的坚强领导下,在中国的护理事业中发挥着重要作用。在新的发展阶段,中华护理学会将继续带领和团结全国 560 余万护理工作者,立足本职岗位,传承红色基因,促进我国护理学科高质量发展,在推进"健康中国"建设的征程中发挥更重要的作用。

　　手术室是医院手术治疗和急危重症抢救的重要场所,护理工作具有特殊性,管理模式也不同于其他科室。随着医学科学和外科技术的飞速发展,手术治疗的理念、范围、技术方法不断进步,并有越来越多的医学高科技产品和设备应用于手术室,对手术室护士的专业素质和技术水平提出了更高要求,也为手术室护理管理水平的提升带来了机遇和挑战。

　　中华护理学会手术室护理专业委员会是中华护理学会的重要分支机构。长期以来,手术室护理专业委员会紧密围绕着学会核心工作,致力于推进手术室护士队伍的专业化建设以及专科管理水平的持续提升。为进一步规范全国手术室专科护理实践,促进技术水平和管理水平的同质化,手术室护理专业委员会组织了全国各省、自治区、直辖市的手术室护理专家共同编写了《手术室护理实践指南》一书,并于 2014 年 5 月正式出版,对规范全国手术室专科护理实践,促进技术水平和管理水平的同质化起到了非常重要的作用。为适应临床工作发展,更好地指导临床实践,本书内容每年进行内容更新。经过不断更新、细化、修订和完善,目前本书已经涵盖了无菌技术、手术体位、电外科安全、手术隔离技术、手术物品清点、手术室管理、手术室人员管理、感染控制管理、患者安全管理、仪器设备管理共两篇十章内容的基础上,运用循证护理的理念和方法进行内容的修订,使其更具有科学性和可及性。多年来,由于本书内容的实用性和权威性,使得本书已经成为深受广大手术室护理同行喜爱的工作指导用书。

当前,国家卫生健康委相继发布《全面提升医疗质量行动计划(2023—2025)》《手术质量安全提升行动方案(2023—2025年)》,将手术患者的质量安全提到了前所未有的高度。《手术室护理实践指南》的修订是广大手术室护理工作者贯彻该计划和方案的指引。值此本书再版之际,向为此书编写付出辛勤努力的所有专家表示诚挚的感谢!相信《手术室护理实践指南》将对促进我国手术室护理工作的安全性、规范性和科学性发挥重要作用。面对新的发展阶段、新的发展任务,希望手术室护理同仁继续保持求真务实的工作作风,学好指南,用好指南,肩负起时代赋予的重任,勇攀手术室护理高质量发展高峰,切实提升手术患者护理质量与安全!

中华护理学会理事长 吴欣娟

2024 年 5 月

前　言

护理工作是医疗卫生工作的重要组成部分,在推进健康中国建设、深化医药卫生体制改革、改善人民群众就医体验及促进社会和谐方面发挥着重大作用。为全面贯彻落实党的二十大和二十届二中全会精神,激励广大护士心向党、跟党走,深入实施健康中国战略,我们需要不断提升手术室护理服务质量,以增强群众健康获得感。

中华护理学会手术室护理专业委员会紧密围绕中华护理学会理事会提出的"凝心聚力、再攀高峰"的工作精神,秉承"以学术为本、搭建平台、辐射全国、走向世界、有所作为"的指导思想,2013 年 8 月在中华护理学会领导的支持及中华护理学会学术部的组织下,启动了编写《手术室护理实践指南》(以下简称指南)一书的学术项目工作,由手术室护理专业委员会负责组织编写,并开展学术推广活动。

中华护理学会手术室护理专业委员会组织了全国各省、自治区、直辖市的手术室护理专家针对"手术室护理实践指南"的规范性进行研究、讨论,全国手术室护理同仁进行大量调研,汇总了迫切需要规范、统一的手术室护理操作内容。最终,经过手术室护理专业委员会专家们的讨论,决定将全部内容分批次完成。希望通过《手术室护理实践指南》的编写,可以及时为全国手术室护理工作提供参考,为患者提供周到、科学、严谨的术中护理。同时,完善手术室专科护士培训相关教材,不断加强手术室护理队伍的建设。

本指南既对手术室护士的日常工作和行为规范具有指导作用，也对手术室管理者加强科室管理及完善教育培训具有重要参考价值。指南编写内容主要依据国家卫生健康委员会的标准和规范，参考国际相关标准，并结合手术室专科护理近年来开展的新技术、新方法和实践经验，不断更新和完善内容。2023年底，中华护理学会手术室护理专业委员会决定在《手术室护理实践指南（2023年版）》的基础上，将循证护理的理念和方法在本书中进行深入落实，通过广泛调研和充分研讨，将术中低体温预防、手术患者转运交接和手术患者安全核查三个部分作为2024年的循证完善内容，在前期规范的文献检索、证据提取和证据总结的基础上，根据JBI的证据预分级系统和推荐系统形成推荐意见，并在不同层面进行多次意见征集，特别是征询了中华护理学会手术室护理专业委员会全体委员建议与意见，并通过多次的讨论反馈和修改完善，最终首次形成含有证据分级和推荐强度的科学推荐意见。

在本书编写过程中，我们深切感受到前辈们10年来倾注在本书里对护理的热爱，以及为此付出的心血和智慧，没有大家每一年逐字逐句的斟酌推敲，就无法成就本书在手术室护理同仁中的权威地位和专业形象，在此谨代表本书编委会全体成员向大家一并表示崇高的敬意和衷心的感谢。

"犯其至难，图其至远"，2024年版指南已经撰写完毕，今后我们还将不断改革创新，坚持科学循证，在促进我国手术室护理专业化和提升手术室同仁护理能力的道路上，坚定信念、不畏艰难、凝聚力量、开拓进取，一起为成就手术室护理事业至高至远的目标，为推动我国手术室护理事业的高质量发展和为"健康中国"建功立业的道路上砥砺前行！

本书在编写内容上难免会出现疏漏与欠缺，希望广大读者批评指正，我们将谦虚接受和不断提高。

孙育红　郭　莉

2024 年 5 月

目　录

第一篇　技术篇

第二篇　管理篇

附录 ··· 293

规范性引用文件 ······························· 317

1

第一章 无菌技术

1 概述

1.1 目的

为手术医务人员、医院感染管理者和卫生行政部门提供手术室无菌技术的相关知识和操作规范,以规范手术过程中的无菌技术操作,保障患者健康权益。

1.2 范围

1.2.1 本指南包括外科手消毒、穿无菌手术衣、戴无菌手套、铺置无菌器械台及传递手术器械的相关基础知识、操作流程、注意事项等内容。

1.2.2 本指南既对手术室护士的日常工作和具体操作行为具有指导作用,也对手术室管理者加强科室管理及相关的教育培训具有重要参考价值。

2 术语

2.1 手卫生

手卫生(hand hygiene)为医务人员在从事职业活动过程中的洗手、卫生手消毒和外科手消毒的总称。

2.2 外科手消毒

外科手消毒(surgical hand antisepsis)是指外科手术前医务人员用流动水和洗手液洗手,再用手消毒剂清除或者杀灭手部暂居菌和减少常居菌的过程。

2.3 常居菌

常居菌(resident skin flora)是指能从大部分人体皮肤上分离出来的微生物,是皮肤上持久的固有寄居菌,不易被机械摩擦清除。如凝固酶阴性葡萄球菌、棒状杆菌类、丙酸菌属、不动杆菌属等。一般情况下不致病,在一定条件下能引起导管相关感染和手术部位感染等。

2.4 暂居菌

暂居菌(transient skin flora)是指寄居在皮肤表层,常规洗手容易被清除的微生物。直接接触患者或被污染的物体表面时可获得,可通过手传播,与医院感染密切相关。

2.5 洗手液

洗手液(hand cleaner)是指以表面活性剂为有效成分配制的用于手术清洁的产品。

2.6 手消毒剂

手消毒剂(hand antiseptic agent)是应用于手消毒的化学制剂。

2.6.1 速干手消毒剂(alcohol-based hand rub)是含有醇类和护肤成分的手消毒剂。

2.6.2 免冲洗手消毒剂(waterless antiseptic agent)是主要用于外科手部皮肤消毒,使用后不需用水冲洗的手消毒剂。

2.7 持久活性

持久活性(persistent activity)是指使用的消毒剂有持续杀菌能力或累积活性,确保手术过程中手表面微生物保持在较低水平。

2.8　有效性

有效性(effectiveness)是指手卫生产品杀灭微生物的能力，分实验室消毒效果和临床应用消毒效果。

2.9　外科手消毒设施

外科手消毒设施(surgical hand disinfection facilities)是用于洗手与手消毒的设施，包括洗手池、水龙头、流动水、清洁剂、干手用品、手消毒剂、手刷、计时装置、清洁指甲用品等。

2.10　无菌手术衣

无菌手术衣(sterile surgical gown)是指定用于手术室规范环境下的无菌服装。无菌手术衣有三对系带：领口一对系带；左叶背部与右叶内侧腋下各一系带组成一对；右叶宽大，能包裹术者背部，其上一系带与腰部前方的腰带组成一对。

2.11　无接触式戴无菌手套

无接触式戴无菌手套(closed gloving/non-contact gloving)是指手术人员在穿无菌手术衣时手不露出袖口独自完成或由他人协助完成戴手套的方法。

2.12　消毒

消毒(disinfection)是指杀灭或清除传播媒介上病原微生物，使其达到无害化的处理。

2.13　灭菌

灭菌(sterilization)是指清除或杀灭医疗器械、器具和物品上一切微生物的处理。

2.14　无菌技术

无菌技术(sterile technique)是指在医疗、护理操作中,防止一切微生物侵入人体和防止无菌物品、无菌区域被污染的操作技术。

2.15　无菌区域

无菌区域(sterile area)是指经过灭菌处理且未被污染的区域。

2.16　穿孔指示系统

穿孔指示系统(perforation indication system)是指戴双层手套,当手套穿孔时,液体会通过穿孔部位渗透到两层手套之间,更容易看见穿孔部位(图 1-1)。

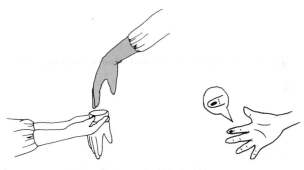

图 1-1　穿孔指示系统

2.17　无菌单

无菌单(sterile drapes)是指经过灭菌处理后,未被污染的手术单。

2.18 无菌包

无菌包(sterile package)是指经过灭菌处理后,未被污染的手术包。

2.19 无菌器械台

无菌器械台(sterile instrument table)是指手术过程中存放无菌物品、手术器械等物品的操作区域。

2.20 无菌持物钳

无菌持物钳(sterile holding forceps)是指经过灭菌处理后,用于夹取或传递无菌物品的钳子。

2.21 无菌物品

无菌物品(aseptic supply)是指经过物理或化学方法灭菌后,未被污染的物品。

2.22 化学指示物

化学指示物(chemical indicator)是指根据暴露于某种灭菌工艺所产生的化学或物理变化,在一个或多个预定过程变量上显现变化的检验装置。

2.23 无触式传递

无触式传递(non-contact transfer)是指手术过程中借助中间物质,进行传递、接收手术锐器,防止职业暴露。

2.24 备皮

备皮(preserved skin)指在手术的相应部位剃除毛发并进行体表清洁的手术准备,是对拟行外科手术的患者在术前进行手术区域清洁的工作,不仅仅是清除体毛,还包括皮肤的清洗,有时术前还要做皮肤碘伏擦洗等。

2.25 切口感染

切口感染(incision infection)是手术后常见并发症之一。其后果是切口延迟愈合,可能发生切口裂开,甚至引起全身性感染。

2.26 皮肤消毒剂

皮肤消毒剂(skin disinfectant)指能杀灭传播媒介上的病原微生物,使其达到无害化要求,将病原微生物消灭于人体之外,切断传染病的传播途径,达到控制传染病的目的。抗菌成分是用来杀灭微生物的。持久抗菌活性(即以小时衡量),提供了皮肤消毒剂的概述。

2.27 黏膜消毒剂

黏膜消毒剂(mucosa disinfectant)指用于黏膜消毒的化学制剂,杀灭或清除口腔、鼻腔、阴道及外生殖器等黏膜病原微生物的过程,并达到消毒要求。

2.28 手术部位消毒

患者皮肤表面也存在暂居菌和常居菌。这些细菌进入切开的组织,可能导致感染。采用手术部位皮肤消毒,可清除手术切口处及其周围皮肤上的暂居菌,并抑制常居菌的移动,最大限度减少手术部位相关感染。

2.29 手术部位感染

外科手术部位感染分为切口浅部组织感染、切口深部组织感染、器官/腔隙感染。金黄色葡萄球菌是引起手术部位感染的最常见微生物。

2.30 消毒剂

消毒剂(disinfectant)能杀灭传播媒介上的病原微生物,使其达到无害化要求,将病原微生物消灭于人体之外,切断传染病的传播途径,达到控制传染病的目的。抗菌成分是用来杀灭微生物的。抗菌活性是指抑制或杀灭病原微生物的能力,持久抗菌活性(即以小时衡量),提供了皮肤消毒剂的抑制或杀灭病原微生物的能力强度概述。

2.31 碘中毒

碘中毒指由碘引起的中毒,表现为严重的鼻炎、额痛、消瘦、虚弱和皮肤斑疹。使用碘或碘化物所致。

2.32 手术单

手术单(surgical drape)指覆盖患者或器械以防止感染源传播的织物单。包括重复性使用产品(棉织物、长纤聚酯纤维织物)和一次性使用产品(无纺布),其性能要求应符合 GB/T 19633、YY/T 0698.2—2009。

2.33 手术铺单

手术铺单(surgical draping)指将无菌手术单铺置于消毒后的手术部位,建立无菌屏障的过程。

2.34 棉织物

棉织物(cotton fabric)是以棉纱线为原料的机织物,统称棉布。棉织物的组织结构因经纬交织方法不同分为平纹、斜纹和缎纹。

2.35 长纤聚酯纤维织物

长纤聚酯纤维织物（polyester fabric）是由长纤聚酯纤维和具有导电性能的碳纤维组成，按照比例梭织成平纹的材料。

2.36 无纺布

无纺布（non-woven fabric）学名非织造布或不织布，是一种不经过纺纱和织布工艺而形成的织物，具有高阻隔、防潮、透气、柔韧、质轻等特点。通常以聚丙烯为原料，采用纺粘、熔喷热黏合生产工艺制作。

2.37 无菌铺单包

无菌铺单包（sterile drapes）是根据手术需求由各类不同规格尺寸的手术单组成用于手术部位或其他有创操作部位铺置的无菌包。

2.38 一次性无菌物品

一次性无菌物品（disposable sterile item）指经密封包装、灭菌后检验合格、在有效期内使用一次后即废弃的医疗器械。

2.39 无菌屏障系统

无菌屏障系统（sterile barrier system）指防止微生物进入，并能使产品在使用地点无菌使用的最小包装。

2.40 包装材料

包装材料（packaging material）指用于制造或密封包装系统或初包装的任何材料。

2.41 微生物屏障

微生物屏障（microbial barrier）指无菌屏障系统在规定条件下防止微生物进入的能力。

2.42 湿包

湿包（wet pack）指经灭菌和冷却后，肉眼可见包内或包外存在潮湿、水珠等现象的灭菌包。

2.43 生物指示物

生物指示物（biological indicator）指含有活微生物，对特定灭菌过程提供特定抗力的测试系统。

3 外科手消毒

3.1 外科手消毒目的

外科手消毒目的是清除或者杀灭手表面暂居菌，减少常居菌，抑制手术过程中手表面微生物的生长，减少手部皮肤细菌的释放，防止病原微生物在医务人员和患者之间的传播，有效预防手术部位感染发生。

3.2 外科手消毒设施

3.2.1 洗手池 应设在手术间附近，2~4 个手术间宜配置 1 个洗手池。洗手池大小、高低适宜，有防溅设施，管道不应裸露，池壁光滑无死角，应每日清洁和消毒。

3.2.2 水龙头 数量与手术间数量匹配，应不少于手术间数量。水龙头开关应采用非手触式。

3.2.3 洗手用水 水质应符合 GB 5749《生活饮用水卫生

标准》要求,水温建议控制在 32~38℃。不宜使用储箱水。

3.2.4 清洁剂 术前外科洗手可用洗手液。盛装洗手液的容器应为一次性,如需重复使用应每次用完后清洁、消毒。洗手液有混浊或变色时及时更换,并清洁、消毒容器。

3.2.5 干手物品 干手物品常用无菌巾,一人一用。

3.2.6 消毒剂 要符合国家管理要求,在有效期内使用。用于外科手消毒的消毒剂主要有氯己定醇复合消毒液、碘伏和 2%~4% 氯己定消毒液等,使用中应注意以下事项:

3.2.6.1 外科手消毒剂能显著降低完整皮肤上的微生物,有广谱抗菌、快速、持久活性、无刺激性等特点,即刻杀菌和持久活性被认为是最重要的。

3.2.6.2 需为医务人员提供高效、刺激性低的外科手消毒剂,同时考虑他们对产品的触觉、气味和皮肤的耐受性。

3.2.6.3 应向厂家咨询手消毒剂、凝胶或酒精类揉搓剂与医院使用的抗菌洗手液相互作用的简明信息。

3.2.6.4 外科手消毒剂的出液器应采用非手触式,消毒剂宜采用一次性包装,重复使用的消毒剂容器应每次用完后清洁与消毒。建议使用一次性包装;重复使用的消毒剂容器应至少每周清洁与消毒。

3.2.6.5 外科手消毒剂开启后应标明日期、时间,易挥发的醇类产品开瓶后的使用期不得超过 30d,不易挥发的产品开瓶后使用期不得超过 60d。

3.2.7 手刷 应柔软完好,重复使用时应一用一灭菌。

3.2.8 计时装置 应配备计时装置,方便医务人员观察洗手与手消毒时间。

3.2.9 洗手流程及说明图示 洗手池上方应张贴外科洗手流程图,方便医务人员规范手消毒流程。

3.2.10 镜子 洗手池正前方应配备镜子,用于刷手前整理着装。

3.3 外科手消毒方法

3.3.1 外科手消毒原则

3.3.1.1 先洗手,后消毒。

3.3.1.2 不同手术之间或手术过程中手被污染时,应重新进行外科手消毒。

3.3.2 外科手消毒前的准备

3.3.2.1 着装符合手术室要求,摘除首饰(戒指、手表、手镯、耳环、珠状项链等)。

3.3.2.2 指甲长度不应超过指尖,不应佩戴人工指甲或涂指甲油。

3.3.2.3 检查外科手消毒用物是否齐全及有效期。

3.3.2.4 将外科手消毒用物呈备用状态。

3.3.3 洗手方法

3.3.3.1 取适量的洗手液清洗双手、前臂和上臂下 1/3,并认真揉搓。清洁双手时,可使用清洁指甲用品清洁指甲下的污垢和使用揉搓用品清洁手部皮肤的皱褶处。

3.3.3.2 流动水冲洗双手、前臂和上臂下 1/3。从手指到肘部,沿一个方向用流动水冲洗手和手臂,不要在水中来回移动手臂。

3.3.3.3 使用干手物品擦干双手、前臂和上臂下 1/3。

3.3.4 手消毒方法 常用方法包括:免刷手消毒方法和刷手消毒方法。

3.3.4.1 免刷手消毒方法

3.3.4.1.1 冲洗手消毒方法:取适量的手消毒剂揉搓至双手的每个部位、前臂和上臂下 1/3,并认真揉搓 3~5min,用流动水冲净双手、前臂和上臂下 1/3,用无菌巾彻底擦干。流动水应达到 GB 5749 的规定。特殊情况水质达不到要求时,手术医生在戴手套前,应用醇类消毒剂再消毒双手后戴手套。手消毒剂的取液量、揉搓时间及使用方法应遵循产品的使用说明。

3.3.4.1.2 免冲洗手消毒方法:按照 3.3.3 洗手方法与要求完成外科洗手。取适量的手消毒剂放置在左手掌上。将右手手指尖浸泡在手消毒剂中(≥ 5s)。将手消毒剂涂抹在右手、前臂直至上臂下 1/3,确保通过环形运动环绕前臂至上臂下 1/3,将手消毒剂完全覆盖皮肤区域,持续揉搓 10~15s,直至消毒剂干燥。取适量的手消毒剂放置在右手掌上。在左手重复以上过程。取适量的手消毒剂放置在手掌上,揉搓双手直至手腕,揉搓方法按照附录 1,揉搓至手部干燥。手消毒剂的取液量、揉搓时间及使用方法遵循产品的使用说明。

3.3.4.2 刷手消毒方法(不建议常规使用)

3.3.4.2.1 清洁洗手:具体方法参照标题 3.3.3 中的内容。

3.3.4.2.2 刷手:取无菌手刷,取适量洗手液或外科手消毒液,刷洗双手、前臂至上臂下 1/3,时间约 3min(根据洗手液说明)。刷时稍用力,先刷甲缘、甲沟、指蹼,再由拇指桡侧开始,渐次到指背、尺侧、掌侧,依次刷完双手手指。然后再分段交替刷左右手掌、手背、前臂至肘上。刷手时要注意勿漏刷指间、腕部尺侧和肘窝部。用流动水自指尖至肘部冲洗,不要在水中来回移动手臂。用无菌巾从手至肘上依次擦干,不可再向手部回擦。拿无菌巾的手不要触碰已擦过皮肤的巾面。同时还要注意无菌巾不要擦拭未经刷过的皮肤。同法擦干另一手臂。

手消毒剂的取液量、揉搓时间及使用方法应遵循产品的使用说明。

3.3.5 外科手消毒的注意事项

3.3.5.1 在整个过程中双手应保持位于胸前并高于肘部,保持手尖朝上,使水由指尖流向肘部,避免倒流。

3.3.5.2 手部皮肤应无破损。

3.3.5.3 冲洗双手时避免溅湿衣裤。

3.3.5.4 戴无菌手套前,避免污染双手。

3.3.5.5 术后摘除外科手套后,应用洗手液清洁洗手。

3.3.5.6 外科手消毒剂开启后应标明日期、时间,易挥发的醇类产品开瓶后的使用期不得超过 30d,不易挥发的产品开瓶后使用期不得超过 60d。

3.4 外科手消毒效果监测

医疗机构应定期对手术室、产房、导管室等外科相关科室进行外科手消毒效果的监测。当怀疑医院感染暴发与医务人员手卫生相关时,应及时进行监测,并进行相应致病性微生物的监测。

监测方法及判断标准参考 WS/T 313—2019《医务人员手卫生规范》的要求。

4 穿无菌手术衣

4.1 穿无菌手术衣目的

穿无菌手术衣目的是避免和预防手术过程中医护人员衣物上的细菌污染手术切口,同时保障手术人员安全,预防职业暴露。

4.2 穿无菌手术衣方法

4.2.1 穿无菌手术衣(图 1-2)

4.2.1.1 拿取无菌手术衣,选择较宽敞处站立,面向无菌台,手提衣领,抖开,使无菌手术衣的另一端下垂。

4.2.1.2 两手提住衣领两角,衣袖向前位将手术衣展开,举至与肩同齐水平,使手术衣的内侧面面对自己,顺势将双手和前臂伸入衣袖内,并向前平行伸展。

4.2.1.3 巡回护士在穿衣者背后抓住衣领内面,协助将袖口后拉,并系好领口的一对系带及左叶背部与右侧腋下的一对系带。

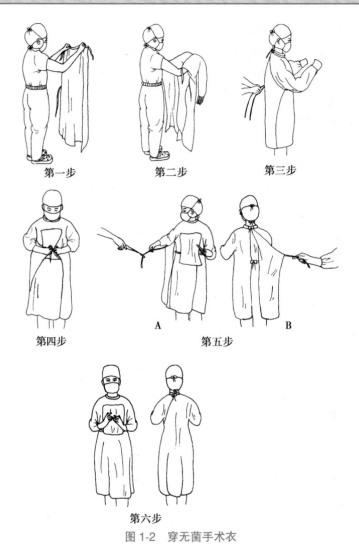

第一步　　　　　　第二步　　　　　　第三步

第四步　　　　　　　A　　　第五步　　　B

第六步

图 1-2　穿无菌手术衣

4.2.1.4　应采用无接触式戴无菌手套。

4.2.1.5　解开腰间活结,将右叶腰带递给台上其他手术人员或交由巡回护士用无菌持物钳夹取,旋转后与左手腰带系于胸前,使手术衣右叶遮盖左叶。

4.2.2　协助穿无菌手术衣

4.2.2.1　洗手护士持无菌手术衣,选择无菌区域较宽敞的地方协助医生穿衣。

4.2.2.2　双手持号码适中的手术衣衣领,内面朝向医生打开,护士的双手套入手术衣肩部的外面并举至与肩同齐水平。

4.2.2.3　医生面对护士跨前一步,将双手同时伸入袖管至上臂中部,巡回护士协助系衣领及腰带。

4.2.2.4　洗手护士协助医生戴手套并将腰带协助打开拽住,医生自转后自行系带。

4.2.3　脱无菌手术衣方法　脱无菌手术衣原则是由巡回护士协助解开衣领系带,先脱手术衣,再脱手套,确保不污染刷手衣裤。

4.3　穿无菌手术衣注意事项

4.3.1　穿无菌手术衣必须在相应手术间进行。

4.3.2　无菌手术衣不可触及非无菌区域,如有质疑立即更换。

4.3.3　有破损的无菌衣或可疑污染时立即更换。

4.3.4　巡回护士向后拉衣领时,不可触及手术衣外面。

4.3.5　穿无菌手术衣人员必须戴好手套,方可解开腰间活结或接取腰带,未戴手套的手不可拉衣袖或触及其他部位。

4.3.6　无菌手术衣的无菌区范围为肩以下、腰以上及两侧腋前线之间。

5　无接触式戴无菌手套

5.1　自戴无菌手套方法(图 1-3)

5.1.1　穿无菌手术衣时双手不露出袖口。

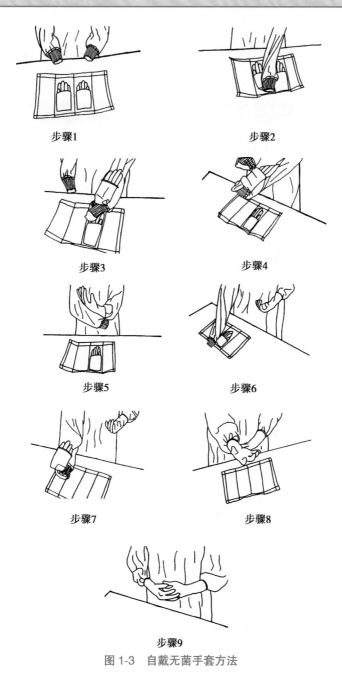

图 1-3 自戴无菌手套方法

5.1.2　隔衣袖取手套置于同侧的掌侧面,指端朝向前臂,拇指相对,反折边与袖口平齐,隔衣袖抓住手套边缘并将之翻转包裹手及袖口。

5.2　协助戴无菌手套方法(图1-4)

协助者将手套撑开,被戴者手直接插入手套中。

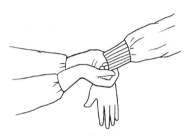

图1-4　协助戴无菌手套方法

5.3　摘除手套方法

5.3.1　用戴手套的手抓取另一手的手套外面翻转摘除。

5.3.2　用已摘除手套的手伸入另一手套的内侧面翻转摘除。注意清洁手不被手套外侧面所污染。

5.4　无接触式戴无菌手套注意事项

5.4.1　向近心端拉衣袖时用力不可过猛,袖口拉到拇指关节处即可。

5.4.2　双手始终不能露于衣袖外,所有操作双手均在衣袖内。

5.4.3　戴手套时,将反折边的手套口翻转过来包裹住袖口,不可将腕部裸露。

5.4.4　感染、骨科等手术时手术人员应戴双层手套(穿孔指示系统),有条件内层为彩色手套。

6 铺置无菌器械台

6.1 铺置无菌器械台目的

使用无菌单建立无菌区域、建立无菌屏障,防止无菌手术器械及敷料再污染,最大限度地减少微生物由非无菌区域转移至无菌区域;同时可以加强手术器械管理。正确的手术器械传递方法,可以准确、迅速地配合手术医生,缩短手术时间,降低手术部位感染,预防职业暴露。

6.2 铺置无菌器械台方法

6.2.1 规范更衣,戴帽子、口罩。

6.2.2 根据手术的性质及范围,选择适宜的器械车,备齐所需无菌物品。

6.2.3 选择近手术区较宽敞区域铺置无菌器械台。

6.2.4 将无菌包放置于器械车中央,检查无菌包名称、灭菌日期和包外化学指示物,包装是否完整、干燥,有无破损。

6.2.5 打开无菌包及无菌物品

6.2.5.1 方法一:打开无菌包外层包布后,洗手护士进行外科手消毒,由巡回护士用无菌持物钳打开内层无菌单;顺序为先打开近侧,检查包内灭菌化学指示物合格后再走到对侧打开对侧,无菌器械台的铺巾保证4~6层,四周无菌单垂于车缘下30cm 以上,并保证无菌单下缘在回风口以上。协助洗手护士穿无菌手术衣、戴无菌手套。再由巡回护士与洗手护士一对一打开无菌敷料、无菌物品。

6.2.5.2 方法二:打开无菌包外层包布后,洗手护士用无菌持物钳打开内层无菌单(同 6.2.5.1 巡回护士打开方法),并自行使用无菌持物钳将无菌物品打至无菌器械台内,再将无菌器械台置于无人走动的位置后进行外科手消毒,巡回护士协助洗手护士穿无菌手术衣,无接触式戴无菌手套。

6.2.6 将无菌器械台面按器械物品使用顺序、频率、分类进行摆放,方便拿取物品。

6.3 铺置无菌器械台注意事项

6.3.1 洗手护士穿无菌手术衣、戴无菌手套后,方可进行器械台整理。未穿无菌手术衣及未戴无菌手套者,手不得跨越无菌区及接触无菌台内的一切物品。

6.3.2 铺置好的无菌器械台原则上不应进行覆盖。

6.3.3 无菌器械台的台面为无菌区,无菌单应下垂台缘下30cm 以上,手术器械、物品不可超出台缘。

6.3.4 保持无菌器械台及手术区整洁、干燥。无菌巾如果浸湿,应及时更换或重新加盖无菌单。

6.3.5 移动无菌器械台时,洗手护士不能接触台缘平面以下区域。巡回护士不可触及下垂的手术布单。

6.3.6 洁净手术室建议使用一次性无菌敷料,防止污染洁净系统。

6.3.7 无菌包的规格、尺寸应遵循《医疗机构消毒技术规范》(WS/T367-2012)C.1.4.5 的规定。

7 手术器械、敷料传递

7.1 锐利器械传递方法

7.1.1 手术刀安装、拆卸及传递方法

7.1.1.1 安装、拆卸刀片方法:安装刀片时,用持针器夹持刀片前段背侧,轻轻用力将刀片与刀柄槽相对合(图 1-5);拆卸刀片时,用持针器夹住刀片的尾端背侧,向上轻抬,推出刀柄槽(图1-6)。

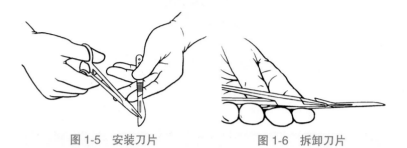

图1-5　安装刀片　　　　　　　图1-6　拆卸刀片

7.1.1.2　传递手术刀的方法:采用弯盘进行无触式传递方法,水平传递给术者,防止职业暴露(图1-7)。

7.1.2　剪刀传递方法　洗手护士右手握住剪刀的中部,利用手腕部运动,适力将柄环部拍打在术者掌心上(图1-8)。

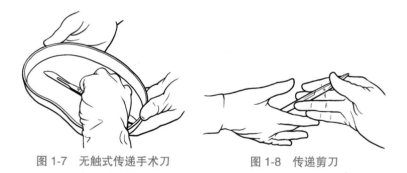

图1-7　无触式传递手术刀　　　图1-8　传递剪刀

7.1.3　持针器传递方法

7.1.3.1　持针器夹针方法:右手拿持针器,用持针器开口处的前1/3夹住缝针的后1/3;缝线卡入持针器的前1/3。

7.1.3.2　传递持针器的方法:洗手护士右手捏住持针器的中部,针尖端向手心,针弧朝背,缝线搭在手背上或握在手心中,利用手腕部适当力度将柄环部拍打在术者掌心上(图1-9)。

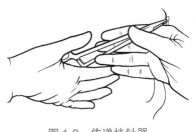

图 1-9　传递持针器

7.2　钝性器械传递方法

7.2.1　止血钳传递方法

7.2.1.1　单手传递法：洗手护士右手握住止血钳前 1/3 处，弯侧向掌心，利用腕部运动，将环柄部拍打在术者掌心上（图 1-10）。

7.2.1.2　双手传递法：同时传递两把器械时，双手交叉同时传递止血钳，注意传递对侧器械的手在上，同侧手在下，不可从术者肩或背后传递，其余同单手法。

7.2.2　镊子传递方法　洗手护士右手握住镊子夹端，并闭合开口，水平式或直立式传递，让术者握住镊子中上部（图 1-11）。

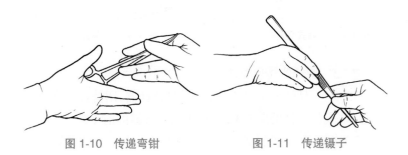

图 1-10　传递弯钳　　　　　　　图 1-11　传递镊子

7.2.3　拉钩传递法　洗手护士右手握住拉钩前端，将柄端水平传递给术者（图 1-12）。

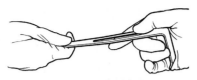

图 1-12　传递拉钩

7.2.4　骨刀(凿)、骨锤传递法　洗手护士左手递骨刀,右手递骨锤,左手捏刀(凿)端、右手握锤,水平递给术者。

7.3　缝线传递法

7.3.1　徒手传递法　洗手护士左手拇指与示指捏住缝线的前 1/3 处并拉出缝线,右手持线的中后 1/3 处,水平递给术者;术者的手在缝线的中后 1/3 交界处接线。当术者接线时,双手稍用力绷紧缝线,以增加术者的手感。

7.3.2　血管钳带线传递法　洗手护士用止血钳纵向夹紧结扎线一端 2mm,传递时手持轴部,弯曲向上,用柄轻击术者手掌传递。

7.4　传递手术器械的注意事项

7.4.1　传递器械前、后应检查器械的完整性,防止缺失部分遗留在手术部位。

7.4.2　传递器械应做到稳、准、轻、快,用力适度以达到提醒术者注意力为限。

7.4.3　传递器械的方式应准确,以术者接过后无须调整方向即可使用为宜。

7.4.4　传递拉钩前应用盐水浸湿。

7.4.5　安装、拆卸刀片时应注意避开人员,尖端向下,对向无菌器械台面。

7.4.6　传递锐利器械时,建议采用无触式传递,预防职业暴露。

7.4.7 向对侧或跨越式传递器械,禁止从医生肩后或背后传递。

8 手术区皮肤消毒

8.1 目的

为医院医务人员正确进行患者手术区消毒提供指导建议。清除手术切口处及其周围皮肤上的暂居菌,并抑制常居菌的移动,最大限度减少手术部位相关感染。

8.2 消毒方式

8.2.1 环形或螺旋形消毒用于小手术野的消毒。

8.2.2 平行形或叠瓦形消毒用于大手术野的消毒。

8.2.3 离心形消毒清洁切口皮肤消毒应从手术野中心部开始向周围涂擦。

8.2.4 向心形消毒污染手术、感染伤口或肛门、会阴部消毒,应从手术区外周清洁部向感染伤口或肛门、会阴部涂擦。以原切口为中心,自上而下,自外而内进行消毒。

8.3 消毒原则

8.3.1 消毒范围 由清洁区向相对不清洁区稍用力消毒。如清洁手术,一般以拟定的切口区为中心向周围涂擦。消毒范围应超过手术切口周围 15cm 的区域。关节手术消毒范围,超过上或下一个关节。如为污染手术或肛门、会阴处手术,则涂擦顺序相反,由手术区周围向切口中心涂擦。

8.3.2 消毒顺序 无论消毒顺序由中心向四周或由四周向中心,已接触污染部位的消毒纱球,不得再返擦清洁处。如切口有延长的可能,应事先相应扩大皮肤消毒范围。每一次的消毒均不超过前一遍的范围;至少使用两把消毒钳。

8.3.3 消毒剂选择 婴儿、碘过敏者以及面部、会阴、生殖器等处的消毒,可选 0.1% 氯己定、75% 酒精、0.1% 硫柳汞酊、0.5% 水溶性碘剂等。

8.3.4 特殊部位消毒 消毒腹部皮肤时,可先将消毒液滴入脐部,待皮肤涂擦完毕后,再将脐部消毒液蘸净。

8.4 常见皮肤、黏膜消毒剂

8.4.1 碘类消毒剂 0.5%~1% 碘伏;2%~3% 碘酊。

8.4.2 醇类消毒剂 75% 医用酒精。

8.4.3 胍类消毒剂 0.1%~0.5% 氯己定(洗必泰)。

8.4.4 过氧化氢类消毒剂 3% 过氧化氢溶液。

8.5 消毒注意事项

8.5.1 消毒剂

8.5.1.1 根据手术部位、患者年龄、医生需求,参照使用说明书选择、使用。

8.5.1.2 专人负责、定基数、专柜存放(手术量大的单位可采用专用库房存放)。

8.5.1.3 易燃消毒剂属于危化品类,按照国家危化品管理规范。

8.5.2 常用皮肤消毒 是用 2%~3% 碘酊涂擦手术区,待其干燥后以 75% 医用酒精涂擦 2~3 遍;或使用 0.5%~1% 碘伏直接涂擦手术区至少 2 遍。

8.5.3 消毒前

8.5.3.1 检查消毒区皮肤:是否清洁,有破口或疖肿者应立即告知手术医生。

8.5.3.2 检查消毒剂:名称、有效期、浓度、质量、开启时间。

8.5.3.3 防止损伤皮肤:消毒剂使用量适度,不滴为宜;应注意相关部位用垫巾保护。

8.5.4 消毒时机 应在麻醉完成(除局部麻醉)、体位安置妥当后进行。

8.5.5 确认消毒质量 范围符合手术部位要求、涂擦均匀无遗漏、皮肤皱褶、脐、腋下处的消毒规范、消毒液未渗漏床面。

8.5.6 结肠造瘘口患者 皮肤消毒前应先将造瘘部位用无菌纱布覆盖,使之与手术切口及周围区域相隔离,再进行常规皮肤消毒,最后再消毒造口处。

8.5.7 烧伤、腐蚀或皮肤受创伤患者 应先用生理盐水进行皮肤冲洗准备。

8.5.8 注意观察 消毒后的皮肤有无不良反应。

8.6 常见手术野皮肤消毒范围和示意图

8.6.1 头颈部手术 头、颈、耳部、眼、面部手术。

8.6.1.1 头部手术:头部及前额(图 1-13)。

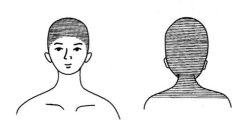

图 1-13 头部手术消毒范围

8.6.1.2 颈部手术(图 1-14)

8.6.1.2.1 颈前部手术:上至下唇、下至乳头,两侧至斜方肌前缘。

8.6.1.2.2 颈椎手术:上至颅顶、下至两腋窝连线。

8.6.1.2.3 锁骨手术:上至颈部上缘,下至上臂上 1/3 处和乳头上缘、两侧过腋中线(图 1-15)。

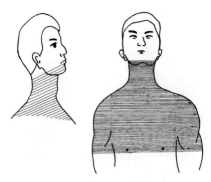

图 1-14　颈部手术消毒范围

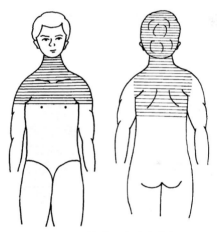

图 1-15　锁骨手术消毒范围

8.6.2　胸部手术　食管、肺、心脏、乳腺。

8.6.2.1　侧卧位：食管、肺手术（图 1-16）。

前后过正中线，上肩及上臂上 1/3，下过肋缘；包括同侧腋窝。

8.6.2.2　仰卧位：左右过腋中线，上至锁骨及上臂，下过脐平行线（图 1-17）。

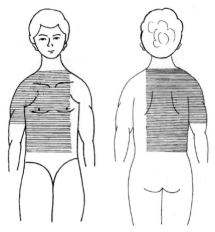

图 1-16 胸部侧卧位手术消毒范围

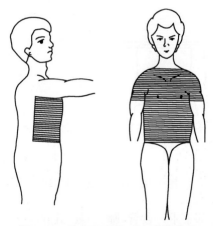

图 1-17 胸部仰卧位手术消毒范围

8.6.2.3 乳房手术：前至对侧锁骨中线，后至腋后线、上过锁骨及上臂、下过脐平行线（图 1-18）。

8.6.3 腹部手术 胃肠、腹股沟和阴囊手术。

8.6.3.1 上腹部：自乳头至耻骨联合平面，两侧到腋后线（图 1-19）。

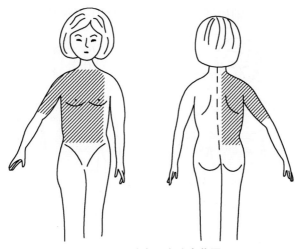

图 1-18 乳房手术消毒范围

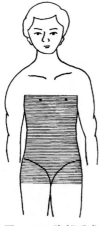

图 1-19 腹部手术
消毒范围

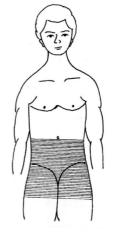

图 1-20 腹股沟和阴囊
手术消毒范围

 8.6.3.2 腹股沟和阴囊手术：上到脐平行线、下至大腿上
1/3，两侧至腋中线（图1-20）。

 8.6.4 肾部手术 肾。

肾部手术:前后过正中线、上至腋窝、下至腹股沟(图 1-21)。

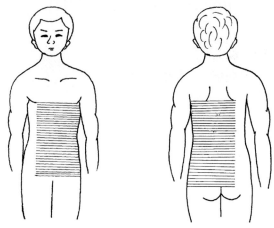

图 1-21 肾部手术消毒范围

8.6.5 **背部手术** 脊柱。

8.6.5.1 **胸椎手术:**上至肩,下至髂嵴连线,两侧至腋中线(图 1-22)。

8.6.5.2 **腰椎手术:**上至两腋窝连线,下过臀部,两侧至腋中线(图 1-23)。

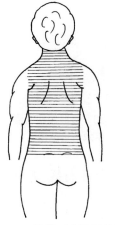

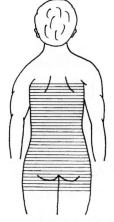

图 1-22 胸椎手术消毒范围　　　图 1-23 腰椎手术消毒范围

8.6.6 四肢手术 四肢、髋关节。

8.6.6.1 四肢手术:手术区周围消毒、上下各超过一个关节(图 1-24、图 1-25)。

8.6.6.2 髋关节:前后过正中线、上至剑突,患肢远端至踝关节上方,健肢远端至膝关节(图 1-26)。

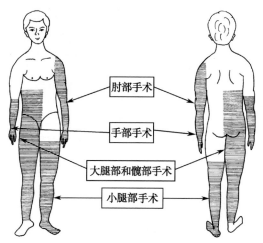

图 1-24 四肢手术消毒范围(一)

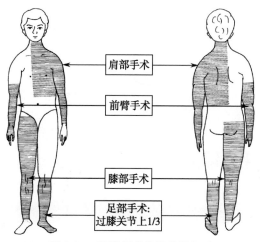

图 1-25 四肢手术消毒范围(二)

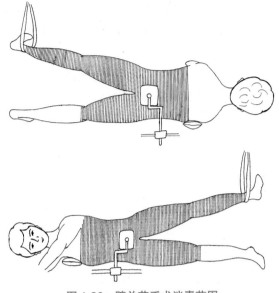

图 1-26　髋关节手术消毒范围

8.6.7　会阴手术　子宫、肛肠。

耻骨联合、肛门周围及臀、大腿上 1/3 内侧（图 1-27）。

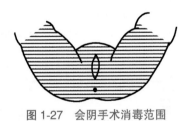

图 1-27　会阴手术消毒范围

9　手术铺单

9.1　目的

在手术切口或其他有创操作部位铺置无菌手术单，显露所需的最小皮肤区域,建立无菌屏障,为医护人员临床操作提供指导性建议。

9.2 标准手术铺单(以腹部开放手术为例)

9.2.1 无菌铺单包管理

9.2.1.1 储存环境符合消毒供应中心 WS310.2-2016 要求。

9.2.1.2 放置有序、专人负责、标识清楚。

9.2.2 洗手护士或巡回护士

9.2.2.1 根据所配合手术方式,评估、准备所需无菌铺单包。

9.2.2.2 打开无菌铺单包前检查包装是否有松散、潮湿、破损,检查灭菌标识、灭菌日期和失效日期。打开无菌铺单包后检查包内灭菌指示标识(参照本书"第一章无菌技术6铺置无菌器械台")。

9.2.2.3 穿无菌手术衣、戴无菌手套后按铺单顺序放置无菌手术单。

9.2.3 手术医生

9.2.3.1 手术区皮肤消毒后、未穿无菌手术衣前,直接铺置手术区域周围的切口巾(治疗巾或孔巾)。

9.2.3.2 宜站立于手术床右侧或手术患者患侧。

9.3 手术铺单原则(以腹部开放手术为例)

9.3.1 铺单范围

9.3.1.1 既要显露手术切口,又要尽量减少切口周围皮肤的暴露。

9.3.1.2 手术切口巾距离手术切口 2~3cm 铺置。

9.3.1.3 手术铺单上方头端覆盖麻醉头架、下方脚端覆盖器械托盘。

9.3.1.4 手术单应悬垂至手术床左右缘 30cm 以上。

9.3.2 操作要点

9.3.2.1 传递手术切口巾时,手术医生未戴无菌手套的手不可触及洗手护士的手。

9.3.2.2 手术医生铺切口巾后,再次进行外科手消毒,穿无菌手术衣、戴无菌手套后与洗手护士铺置其他层次的无菌手术单。

9.3.2.3 洗手护士传递手术单时需手持单角,向内翻转遮住手背,不可暴露在手术单外。

9.3.2.4 打开无菌手术单时不可触及操作者腰以下的无菌手术衣。

9.3.2.5 不可随意移动已铺置的无菌手术单,如需移动只能向切口外移。

9.3.2.6 应遵循先污后洁的原则:先铺相对不洁区(如下腹部、会阴部),最后铺靠近操作者的一侧。

9.3.3 棉布铺单操作要点

9.3.3.1 切口巾(治疗巾或孔巾):将4块治疗巾覆盖切口四周,交角固定。也可一次铺下一块长方孔巾形成无菌区。

9.3.3.2 铺手术单:遵循先头侧后足侧的原则铺置,覆盖麻醉头架及足侧,悬垂至手术床左右床缘30cm以上。

9.3.3.3 手术切口周围及器械托盘至少覆盖4~6层无菌手术单,其他部位至少2层。

9.4 注意事项

9.4.1 手术铺单 应遵循无菌技术操作原则。

9.4.2 布类铺单 切口铺单1/3折边,确保手术铺单层数;手术切口周围保证4~6层覆盖。

9.4.3 在无菌区域中使用到仪器设备,如C形臂,需加铺无菌手术单或保护套,使用后撤除。

9.4.4 无菌手术单疑似污染或被液体浸湿时,应及时加盖或更换。

10 手术无菌物品管理

10.1 目的

规范手术无菌物品的分类、储存、使用、处理等管理要求,预防和降低手术部位感染风险。

10.2 分类

根据灭菌方式分为高温灭菌物品、低温灭菌物品、伽马射线灭菌物品等。

10.3 管理原则

10.3.1 无菌物品应独立区域、分类、分架放置,标识清楚。

10.3.2 一次性无菌物品进入洁净区或手术间,须脱去外包装方可入内。

10.3.3 无菌物品存放环境、无菌包大小及重量规格、包内外监测方法、无菌物品使用有效期等应符合 WS310-2016 要求。

10.3.4 无菌物品使用应遵循先进先出的原则。

10.3.5 无菌物品疑似或已经被污染应立即更换。

10.3.6 一次性无菌物品禁止重复灭菌使用。

10.3.7 外来手术器械使用应遵循《手术室护理实践指南》第十章要求。

10.3.8 可复用物品应采用全程质量信息追溯,保障物品回收、清洗、检查、包装、灭菌、储存、发放、使用等环节质量安全。

10.4 无菌物品管理

10.4.1 使用前评估

10.4.1.1 储存环境是否符合 WS310-2016 的要求。

10.4.1.2 灭菌方式与化学指示物标识是否一致、有效。

10.4.1.3 灭菌时间是否在有效期内。

10.4.1.4 包装闭合性、完整性,是否潮湿、松散和破损等。

10.4.1.5 硬质容器包装无菌物品,评估进气孔或排气孔、锁扣处于闭合状态,灭菌标识变色符合标准。

10.4.2 使用中操作标准符合《手术室护理实践指南》中无菌技术要求。

10.4.3 使用后处理

10.4.3.1 可复用无菌物品使用后统一由中心消毒供应室处理。

10.4.3.2 一次性无菌物品使用后按照医疗废物处理。

10.4.3.3 被朊病毒、气性坏疽及突发原因不明的传染病病原体污染的器械、器具、物品应执行 WS/T367-2012 的规定。

10.4.3.4 外来手术器械,按 WS310-2016 处理。

10.5 注意事项

10.5.1 一次性无菌物品使用前参照厂家说明书。

10.5.2 应根据灭菌方式,确认化学指示物的正确及有效。化学监测不合格的无菌物品不得使用。

10.5.3 湿包情况表示灭菌失败,不能使用。

10.5.4 提前放行的无菌物品,生物监测不合格时,应及时召回同锅次所有物品,重新灭菌检测并按不良事件上报,对已使用的无菌物品,应追溯手术患者术后切口愈合情况。

10.5.5 严禁自行携带无菌物品入手术室。

10.5.6 体内植入物使用应具有可追溯性,可复用无菌物品宜使用信息化追溯。

2

第二章 手术体位

1 概述

1.1 目的

为围手术期患者的体位安置提供指导性意见,规范体位护理操作,最大限度避免手术体位损伤。

1.2 适用范围

适用于手术室、心导管室、内镜室、介入室及其他实施有创治疗的部门。

1.3 常见体位

1.3.1 仰卧位 主要包括标准仰卧位、头(颈)后仰卧位、头高脚低仰卧位、头低脚高仰卧位、人字分腿仰卧位。

1.3.2 侧卧位 主要包括标准侧卧位、腰部手术侧卧位、45°侧卧位。

1.3.3 俯卧位 主要包括标准俯卧位、膝胸卧位。

1.3.4 截石位 主要指的是标准截石位。

2 术语

2.1 标准手术体位

标准手术体位(standardized patient position)是由手术医生、麻醉医生、手术室护士共同确认和执行,根据生理学和解剖学知识,选择正确的体位设备和用品,充分显露手术野,确保患者安全与舒适。标准手术体位包括:仰卧位、侧卧位、俯卧位,其他手术体位都在标准体位基础上演变而来。

2.2 体位设备与用品

体位设备与用品(positioning equipment)用于患者体位和/或最大限度暴露手术野的用物,包括体位设备和体位用品。

2.3 手术床配件

手术床配件(procedure bed accessories)包括各种固定设备、支撑设备及安全带等,如托手板、腿架、各式固定挡板、肩托、头托及上下肢约束带等。

2.4 体位垫

体位垫(positioning pad)是用于保护压力点的一系列不同尺寸、外形的衬垫,如头枕、膝枕、肩垫、胸垫、足跟垫等。

2.5 骨-筋膜室综合征

骨-筋膜室综合征(osteofascial compartment syndrome)因动脉受压,继而血供进行性减少而导致的一种病理状态。临床表现为肿胀、运动受限、血管损伤和严重疼痛、感觉丧失。

2.6 仰卧位低血压综合征

仰卧位低血压综合征(supine hypotension syndrome)是由于妊娠晚期孕妇在仰卧时,增大的子宫压迫下腔静脉及腹主动脉,下腔静脉受压后导致全身静脉血回流不畅,回心血量减少,心排血量也就随之减少,而出现头晕、恶心、呕吐、胸闷、面色苍白、出冷汗、心跳加快及不同程度血压下降,当改变卧姿(左侧卧位)时,患者腹腔大血管受压减轻,回心血量增加,上述症状即减轻或消失的一组综合症状。

2.7　甲状腺手术体位综合征

甲状腺手术体位综合征（position of thyroid operation syndrome）在颈部极度后仰的情况下，使椎间孔周围韧带变形、内凸而压迫颈神经根及椎动脉，而引起的一系列临床症状：表现为术中不适、烦躁不安，甚至呼吸困难，术后头痛、头晕、恶心、呕吐等症状。

3　手术体位安置原则

3.1　总则

在减少对患者生理功能影响的前提下，充分显露手术野，保护患者隐私。

3.1.1　保持人体正常的生理弯曲及生理轴线，维持各肢体、关节的生理功能体位，防止过度牵拉、扭曲及血管神经损伤。

3.1.2　保持患者呼吸通畅、循环稳定。

3.1.3　注意分散压力，防止局部长时间受压，保护患者皮肤完整性。

3.1.4　正确约束患者，松紧度适宜（以能容纳一指为宜），维持体位稳定，防止术中移位、坠床。

3.2　建议

3.2.1　根据手术类型、手术需求、产品更新的情况，选择适宜的体位设备和用品。

3.2.1.1　选择手术床时应注意手术床承载的人体重量参数，床垫宜具有防压力性损伤功能。

3.2.1.2　体位用品材料宜耐用、防潮、阻燃、透气性好，便于清洁、消毒。

3.2.2 定期对体位设备和用品进行检查、维修、保养、清洁和消毒,使其保持在正常功能状态。

3.2.3 根据患者和手术准备合适的手术体位设备和用品。

3.2.4 在转运、移动、升降或安置患者体位时宜借助工具,确保患者和工作人员的安全。

3.2.5 在转运和安置体位过程中,应当做好保暖,维护患者的尊严并保护其隐私。

3.2.6 移动或安置体位时,手术团队成员应当相互沟通,确保体位安置正确,各类管路安全,防止坠床。

3.2.7 安置体位时,避免患者身体任何部位直接接触手术床金属部分,以免发生电灼伤;避免将患者裸露的不同部位皮肤之间直接接触,以免发生电灼伤。

3.2.8 患者全麻后应对眼睛实施保护措施,避免术中角膜干燥及损伤。

3.2.9 安置体位后或变换体位后,应对患者身体姿势、组织灌注情况、皮肤完整性和安全带固定位置以及所有衬垫、支撑物的放置情况进行重新评估,并观察原受压部位的情况。

3.2.10 术中应尽量避免手术设备、器械和手术人员对患者造成的外部压力。压力性损伤高风险的患者,对非手术部位,在不影响手术的情况下,至少应当每隔 2h 调整受压部位一次。

3.2.11 对于高凝状态患者,遵医嘱使用防血栓设备(如间歇充气设备等)。

4 仰卧位

仰卧位(supine position)是将患者头部放于枕上,两臂置于身体两侧或自然伸开,两腿自然伸直的一种体位。根据手术部位及手术方式的不同摆放各种特殊的仰卧位,包括头(颈)后仰卧位、头高脚低仰卧位、头低脚高仰卧位、人字分腿仰卧位等。

特殊仰卧位都是在标准仰卧位的基础上演变而来。

4.1 适用手术

头颈部、颜面部、胸腹部、四肢等手术。

4.2 用物准备

头枕、上下肢约束带。根据评估情况另备肩垫、膝枕、足跟垫等。

4.3 摆放方法(图 2-1)

4.3.1 头部置头枕并处于中立位置,头枕高度适宜。头和颈椎处于水平中立位置。

4.3.2 上肢掌心朝向身体两侧,肘部微屈用布单固定。远端关节略高于近端关节,有利于上肢肌肉韧带放松和静脉回流。肩关节外展不超过 90°,以免损伤臂丛神经。

4.3.3 膝下宜垫膝枕,足下宜垫足跟垫。

4.3.4 距离膝关节上 5cm 处用约束带固定,松紧适宜,以能容纳一指为宜,防腓总神经损伤。

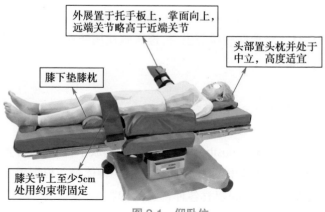

外展置于托手板上,掌面向上,远端关节略高于近端关节

头部置头枕并处于中立,高度适宜

膝下垫膝枕

膝关节上至少 5cm 处用约束带固定

图 2-1 仰卧位

4.4 注意事项

4.4.1 根据需要在骨突处(枕后、肩胛、骶尾、肘部、足跟等)垫保护垫,以防局部组织受压。

4.4.2 上肢固定不宜过紧,预防骨 - 筋膜室综合征。

4.4.3 防止颈部过度扭曲,牵拉臂丛神经引起损伤。

4.4.4 妊娠晚期孕妇在仰卧时需适当左侧卧,以预防仰卧位低血压综合征的发生。

4.5 特殊仰卧位

4.5.1 头(颈)后仰卧位

4.5.1.1 适用手术:口腔、颈前入路等手术。

4.5.1.2 用物准备:肩垫、颈垫、头枕。

4.5.1.3 摆放方法

方法一:利用体位垫摆放(图 2-2)

肩下置肩垫(平肩峰),按需抬高肩部。颈下置颈垫、使头后仰,保持头颈中立位,充分显露手术部位。

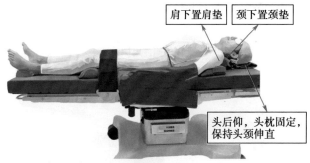

图 2-2　头(颈)后仰卧位(方法一)

方法二:利用手术床调节(图 2-3)

头部置头枕,先将手术床调至头高脚低位,再按需降低头板形成颈伸位。

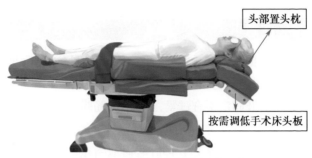

头部置头枕

按需调低手术床头板

图2-3 头(颈)后仰卧位(方法二)

4.5.1.4 注意事项

4.5.1.4.1 防止颈部过伸,引起甲状腺手术体位综合征。

4.5.1.4.2 注意保护眼睛。

4.5.1.4.3 有颈椎病的患者,应在患者能承受的限度之内摆放体位。

4.5.2 头高脚低仰卧位

4.5.2.1 适用手术:上腹部手术。

4.5.2.2 用物准备:另加脚挡。

4.5.2.3 摆放方法(图2-4):根据手术部位调节手术床至适宜的倾斜角度,保持手术部位处于高位。

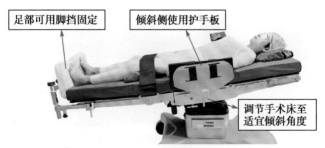

足部可用脚挡固定

倾斜侧使用护手板

调节手术床至适宜倾斜角度

图2-4 头高脚低仰卧位

4.5.2.4 注意事项

4.5.2.4.1 妥善固定患者,防止坠床。

4.5.2.4.2　手术床头高脚低不宜超过30°,防止下肢深静脉血栓的形成。

4.5.3　头低脚高仰卧位

4.5.3.1　适用手术:下腹部手术。

4.5.3.2　用物准备:另加肩挡。

4.5.3.3　摆放方法(图2-5):肩部可用肩挡固定,防止躯体下滑。根据手术部位调节手术床至适宜的倾斜角度。一般头低脚高(15°~30°),头板调高约15°;左倾或右倾(15°~20°)。

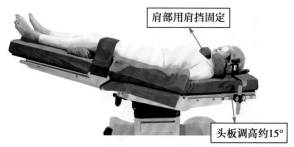

图2-5　头低脚高仰卧位

4.5.3.4　注意事项

4.5.3.4.1　评估患者术前视力和心脏功能情况。

4.5.3.4.2　手术床头低脚高一般不超过30°,防止眼部水肿、眼压过高及影响呼吸循环功能。

4.5.3.4.3　肩挡距离颈侧以能侧向放入一手为宜,避免臂丛神经损伤。

4.5.4　人字分腿仰卧位

4.5.4.1　适用手术

4.5.4.1.1　单纯人字分腿仰卧位:如开腹Dixon手术等。

4.5.4.1.2　头低脚高人字分腿仰卧位:如腹腔镜下结直肠手术等。

4.5.4.1.3　头高脚低人字分腿仰卧位:如腹腔镜下胃、肝脏、脾、胰等器官手术等。

4.5.4.2 用物准备：另加肩挡或脚挡。

4.5.4.3 摆放方法（图2-6）：麻醉前让患者移至合适位置，使骶尾部超出手术床背板与腿板折叠处适合位置。调节腿板，使双下肢分开。根据手术部位调节手术床至头低脚高或头高脚低位。

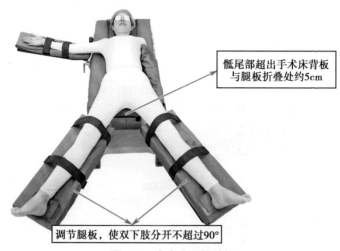

骶尾部超出手术床背板与腿板折叠处约5cm

调节腿板，使双下肢分开不超过90°

图 2-6　人字分腿仰卧位

4.5.4.4 注意事项：评估双侧髋关节功能状态，是否实施过髋关节手术。防止腿板折叠处夹伤患者。两腿分开不宜超过90°，以站立一人为宜，避免会阴部组织过度牵拉。

5　侧卧位

侧卧位（lateral position）是将患者向一侧自然侧卧，头部侧向健侧方向，双下肢自然屈曲，前后分开放置。双臂自然向前伸展，患者脊柱处于水平线上，保持生理弯曲的一种手术体位。在此基础上，根据手术部位及手术方式的不同，摆放各种特殊侧卧位。

5.1 适用手术

颞部、肺、食管、侧胸壁、髋关节等部位的手术。

5.2 用物准备

头枕、胸垫、固定挡板、下肢支撑垫、托手板及可调节托手架、上下肢约束带。

5.3 摆放方法（图 2-7、图 2-8）

取健侧卧位，头下置头枕，高度平下侧肩高，使颈椎处于水平位置。腋下距肩峰 10cm 处垫胸垫。术侧上肢屈曲呈抱球状置于可调节托手架上，远端关节稍低于近端关节；下侧上肢外展于托手板上，远端关节高于近端关节，共同维持胸廓自然舒展。肩关节外展或上举不超过 90°；两肩连线与手术台成 90°。腹侧用固定挡板支持耻骨联合，背侧用挡板固定骶尾部或肩胛区（离手术野至少 15cm），共同维持患者 90° 侧卧位。双下肢约45° 自然屈曲，前后分开放置，保持两腿呈跑步时姿态屈曲位。两腿间用支撑垫承托上侧下肢。小腿及双上肢用约束带固定。

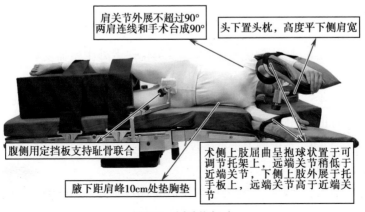

图 2-7 侧卧位（一）

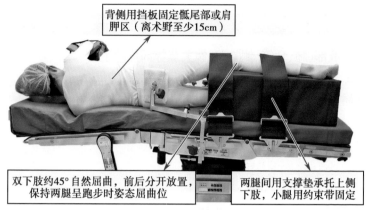

背侧用挡板固定骶尾部或肩胛区（离术野至少15cm）

双下肢约45°自然屈曲，前后分开放置，保持两腿呈跑步时姿态屈曲位

两腿间用支撑垫承托上侧下肢，小腿用约束带固定

图 2-8　侧卧位（二）

5.4　注意事项

5.4.1　注意对患者心肺功能的保护。

5.4.2　注意保护骨突部(肩部、健侧胸部、髋部、膝外侧及踝部等)，根据病情及手术时间建议使用抗压软垫及预防性敷料，预防压力性损伤。

5.4.3　标准侧卧位安置后，评估患者脊椎是否在一条水平线上，脊椎生理弯曲是否变形，下侧肢体及腋窝处是否悬空。颅脑手术侧卧位时肩部肌肉牵拉是否过紧。肩带部位应用软垫保护，防止压力性损伤。

5.4.4　防止健侧眼睛、耳郭及男性患者外生殖器受压。避免固定挡板压迫腹股沟，导致下肢缺血或深静脉血栓的形成。

5.4.5　下肢固定带需避开膝外侧，距膝关节上方或下方 5cm 处，防止损伤腓总神经。

5.4.6　术中调节手术床时需密切观察，防止体位移位，导致重要器官受压。

5.4.7　髋部手术侧卧位，评估患者胸部及下侧髋部固定的稳定性，避免手术中体位移动，影响术后两侧肢体长度对比。

5.4.8 体位安置完毕及拆除挡板时妥善固定患者,防止坠床。

5.4.9 安置肾脏、输尿管等腰部手术侧卧位时,手术部位对准手术床背板与腿板折叠处,腰下置腰垫,调节手术床呈"∧"形,使患者凹陷的腰区逐渐变平,腰部肌肉拉伸,肾区显露充分。双下肢屈曲约45°错开放置,下侧在前,上侧在后,两腿间垫一大软枕,约束带固定肢体。缝合切口前及时将腰桥复位(图2-9、图2-10)。

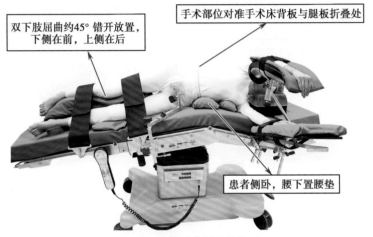

图 2-9 腰部手术侧卧位(一)

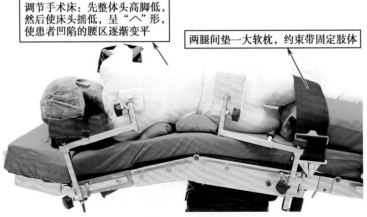

图 2-10 腰部手术侧卧位(二)

5.4.10　安置 45° 侧卧位时,患者仰卧,手术部位下沿手术床纵轴平行垫胸垫,使术侧胸部垫高约 45°;健侧手臂外展置于托手板上,术侧手臂用棉垫保护后屈肘呈功能位固定于麻醉头架上;患侧下肢用大软枕支撑,健侧大腿上端用挡板固定。注意患侧上肢必须包好,避免肢体直接接触麻醉头架,导致电烧伤;手指外露以观察血运;保持前臂稍微抬高,避免肘关节过度屈曲或上举,防止损伤桡、尺神经(图 2-11、图 2-12)。

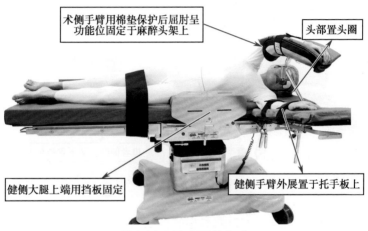

术侧手臂用棉垫保护后屈肘呈功能位固定于麻醉头架上

头部置头圈

健侧大腿上端用挡板固定

健侧手臂外展置于托手板上

图 2-11　45° 侧卧位(一)

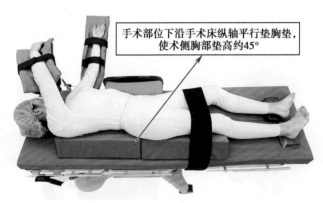

手术部位下沿手术床纵轴平行垫胸垫,使术侧胸部垫高约45°

图 2-12　45° 侧卧位(二)

6 俯卧位

俯卧位(prone position)是患者俯卧于床面、面部朝下、背部朝上、保证胸腹部最大范围不受压、双下肢自然屈曲的手术体位。

6.1 适用手术

头颈部、背部、脊柱后路、盆腔后路、四肢背侧等部位的手术。

6.2 用物准备

根据手术部位、种类以及患者情况准备不同类型和形状的体位用具。如俯卧位支架或弓形体位架或俯卧位体位垫、外科头托、头架、托手架、腿架、会阴保护垫、约束带、各种贴膜等。

6.3 摆放方法(图 2-13、图 2-14)

6.3.1 根据手术方式和患者体型,选择适宜的体位支撑用物,并置于手术床上相应位置。

6.3.2 麻醉成功,各项准备工作完成后,由医护人员共同配合,采用轴线翻身法将患者安置于俯卧位支撑用物上,妥善约束,避免坠床。

6.3.3 检查头面部,根据患者脸型调整头部支撑物的宽度,将头部置于头托上,保持颈椎呈中立位,维持人体正常的生理弯曲;选择前额、两颊及下颌作为支撑点,避免压迫眼部眶上神经、眶上动脉、眼球、颧骨、鼻及口唇等。

6.3.4 将前胸、肋骨两侧、髂前上棘、耻骨联合作为支撑点,胸腹部悬空,避免受压,避开腋窝。保护男性患者会阴部以及女性患者乳房部。

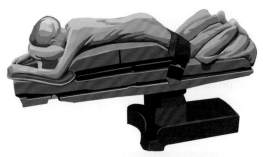

图 2-13　胸段手术俯卧位体位摆放

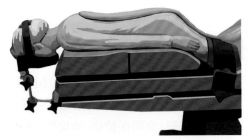

图 2-14　颈椎手术俯卧位体位摆放

　　6.3.5　将双腿置于腿架或软枕上,保持功能位,避免双膝部悬空,给予体位垫保护,双下肢略分开,足踝部垫软枕,踝关节自然弯曲,足尖自然下垂,约束带置于膝关节上 5cm 处。

　　6.3.6　将双上肢沿关节生理旋转方向,自然向前放于头部两侧或置于托手架上,高度适中,避免指端下垂,用约束带固定。肘关节处垫防压体位垫,避免尺神经损伤;或根据手术需要双上肢自然紧靠身体两侧,掌心向内,用布巾包裹固定。

6.4　注意事项

　　6.4.1　轴线翻身时需要至少四名医护人员配合完成,步调一致。麻醉医生位于患者头部,负责保护头颈部及气管导管;一名手术医生位于患者转运床一侧,负责翻转患者;另一名手术医生位于患者手术床一侧,负责接住被翻转患者;巡回护士位于患者足部,负责翻转患者双下肢。

6.4.2 眼部保护时应确保双眼眼睑闭合,避免角膜损伤,受压部位避开眼眶、眼球。

6.4.3 患者头部摆放合适后,应处于中立位,避免颈部过伸或过屈;下颌部支撑应避开口唇部,并防止舌外伸后造成舌损伤,头面部支撑应避开两侧颧骨。

6.4.4 摆放双上肢时,应遵循远端关节低于近端关节的原则;约束腿部时应避开腘窝部。

6.4.5 妥善固定各类管道,粘贴心电监护电极片的位置应避开俯卧时的受压部位。

6.4.6 摆放体位后,应逐一检查各受压部位及各重要器官,尽量分散各部位承受的压力,并妥善固定。

6.4.7 术中应定时检查患者眼睛、面部等受压部位情况,检查气管插管的位置,各管道是否通畅。

6.4.8 若术中唤醒或体位发生变化时,应检查支撑物有无移动,并按上述要求重新检查患者体位保护及受压情况。

6.4.9 肛门、直肠手术时,双腿分别置于左右腿板上,腿下垫体位垫,双腿分开,中间以可站一人为宜,角度小于90°。

6.4.10 枕部入路手术、后颅凹手术可选用专用头架固定头部,各关节固定牢靠,避免松动(图2-15)。

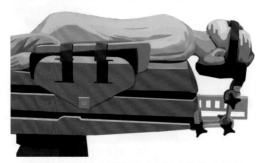

图 2-15 后颅凹及脊髓手术俯卧位体位摆放

7 截石位

截石位(lithotomy position)是患者仰卧,双腿放置于腿架上,臀部移至床边,最大限度地暴露会阴部,多用于肛肠手术和妇科手术。

7.1 适用手术

适用于会阴部及腹会阴联合手术。

7.2 用物准备

体位垫,约束带,截石位腿架、托手板等。

7.3 摆放方法(图 2-16)

7.3.1 患者取仰卧位,在近髋关节平面放置截石位腿架。

7.3.2 如果手臂需外展,同仰卧位。用约束带固定下肢。

7.3.3 放下手术床腿板,必要时,臀部下方垫体位垫,以减轻局部压迫,同时臀部也得到相应抬高,便于手术操作。双下肢外展 < 90°,大腿前屈的角度应根据手术需要而改变。

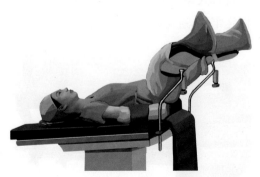

图 2-16 截石位

7.3.4 当需要头低脚高位时,可加用肩托,以防止患者向头端滑动。

7.4 注意事项

7.4.1 腿架托住小腿及膝部,必要时腘窝处垫体位垫,防止损伤腘窝血管、神经及腓肠肌。

7.4.2 手术中防止重力压迫膝部。

7.4.3 手术结束复位时,双下肢应单独、慢慢放下,并通知麻醉师,防止因回心血量减少,引起低血压。

8 膝胸卧位

膝胸卧位(genucubital position)是患者两腿稍微分开,胸部、膝部和小腿面贴于床,大腿垂直于床,腹部与床面间自然形成空间的一种体位。适用于肛门、直肠、乙状结肠镜检查及治疗,也常用于妇产科矫正胎位不正或子宫后倾及促进产后子宫复原。

8.1 适用手术

适用于肛门、直肠、乙状结肠镜检查及治疗。

8.2 用物准备

体位垫。

8.3 摆放方法(图 2-17)

患者跪卧,两小腿平放于手术床上,稍分开,大腿和床面垂直,胸贴床面,腹部悬空,臀部抬起,头转向一侧,两臂屈肘,放于头的两侧。

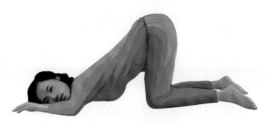

图 2-17 膝胸卧位

8.4 注意事项

因膝胸卧位重心高、稳定性差，注意保护，防止坠床。

3

第三章　电外科安全

1 概述

1.1 目的

规范单极电刀、双极电凝、超声刀、能量平台四种电外科能量设备的操作规程,指导手术室护士正确评估、使用、维护电外科设备,减少操作过程中的安全隐患,最大限度地确保术中患者及医护人员安全。

1.2 适用范围

该指南适用于各种不同的医疗环境,包括住院部手术室、日间手术室、诊室、心导管室、内镜室、放射科等实施创伤性诊疗的区域。

2 术语

2.1 电外科

电外科(electrosurgery)是应用于外科手术室的一种高频电流手术系统,电外科集高频电刀、大血管闭合系统、超声刀、氩气刀、LEEP 刀、内镜电切刀等众多外科高频电流手术设备于一体,并且通过计算机来控制手术过程中的切割深度和凝血速度,达到止血和凝血的效果。

2.2 单极电刀

单极电刀(monopolarelectrotome)是在一个回路中利用频率大于 200kHz 的高频电流作用于人体所产生的热能和放电对组织进行切割、止血的电外科设备(图 3-1)。

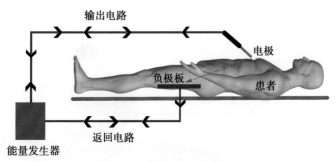

图 3-1　高频电刀工作原理

2.3　双极电凝

双极电凝(bipolar electrotome)是一种高频电流发生器,在双极电凝器械与组织接触良好的情况下,电流在双极镊的两极之间所产生的热能,对人体组织进行电凝止血(图 3-2)。

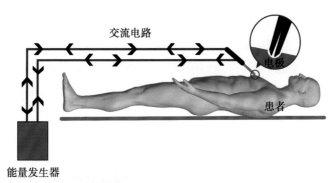

图 3-2　双极电凝工作原理

2.4　超声刀

超声刀(ultrasonic scalpel)是一个能产生超声能量和机械振动的发生器,通过超声频率发生器作用于金属探头(刀头),以 55.5kHz 的频率通过刀头进行机械振荡(50~100μm),将电能转变成机械能,继而使组织内液体汽化、蛋白质氢链断裂、细胞崩解、蛋白质凝固、血管闭合,达到切开、凝血的效果(图3-3)。

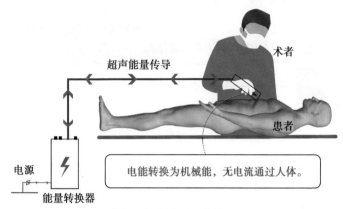

图 3-3　超声刀工作原理

2.5　能量平台

　　能量平台(force triad)是电外科操作平台之一,应用实时反馈和智能主机技术,输出高频电能结合血管钳口压力,使人体组织的胶原蛋白和纤维蛋白溶解变性,血管壁熔合形成透明带,从而产生永久性管腔闭合达到止血目的。具有电外科单双极切割、凝血、组织闭合的功能(图3-4)。

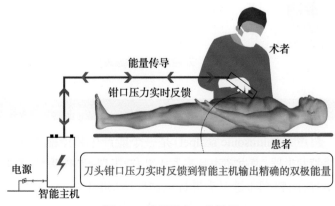

图 3-4　能量平台工作原理

2.6　回路负极板

回路负极板(return electrode)在电外科手术中与高频电刀主机配套使用,可为电外科电流提供安全的返回路径。回路负极板的使用能有效降低电流密度,增加散热,分散电流,防止热损伤。

2.7　耦合效应

耦合效应(coupling effect)是指两个或两个以上的电路元件或电网络的输入与输出之间存在紧密配合与相互影响,并通过相互作用从一侧向另一侧传输能量的现象。在电外科应用中表现为工作电缆(电刀笔或电钩)向相邻近(靠近)的电缆或金属器械传输能量的现象。

3　单极电刀

3.1　评估

3.1.1　环境　避免潜在的富氧环境(口咽部、肠梗阻手术等),同时避免可燃、易燃消毒液在手术野集聚或浸湿布类敷料,床单位保持干燥。

3.1.2　患者

3.1.2.1　评估患者体重、皮肤　如体型肥胖消瘦、皮肤温度、完整性、干燥程度、毛发、文身等。

3.1.2.2　佩戴金属饰品情况　如戒指、项链、耳环、义齿等。

3.1.2.3　体内各类医疗设备及其他植入物:如永久性心脏起搏器、植入式机械泵、植入式耳蜗、助听器、齿科器具、内置式心脏复律除颤器(ICD)、骨科金属内固定器材等。

3.1.2.4　患者身体与导电金属物品接触情况:如手术床、器械托盘等,避免直接接触。

3.1.3 设备

3.1.3.1 检查主机功能状态,调节的模式、参数符合手术需求,禁止使用破损、断裂、有缺损的附件。

3.1.3.2 评估回路负极板及其粘贴部位与手术切口的距离。

3.1.3.3 评估电刀笔、腔镜电凝器械、电刀连接导线绝缘层的完整性。

3.2 操作要点

3.2.1 准备高频电刀和电刀连线,将连接线端口插入高频电刀相应插口。

3.2.2 按照生产厂家的使用说明开机自检。

3.2.3 连接电刀回路负极板并选择患者合适的部位粘贴。

3.2.4 根据手术类型和使用的电刀笔,选择合适的输出模式及最低有效输出功率。电刀功率选择的原则为达到效果的情况下,尽量降低输出功率。

3.2.5 将高频电刀笔与主机相连,电刀连线固定时不能与其他导线盘绕,防止发生耦合效应;电刀笔不使用时将其置于绝缘的保护套内;为避免设备漏电或短路,勿将电线缠绕在金属物品上;有地线装置者应妥善连接。

3.2.6 利用手控或脚控方式测试电刀笔输出功率。

3.2.7 及时清除电刀笔上的焦痂;发现电刀头功能不良应及时更换。

3.2.8 手术结束,将输出功率调至最低后,关闭主机电源,再拔出单极电刀连线,揭除回路负极板,拔出电源线。

3.2.9 术毕,使用登记,清洁整理电刀设备。

3.3 观察要点

3.3.1 观察设备运转情况。

3.3.2 观察操作者规范操作。

3.3.3 观察回路负极板粘贴处皮肤有无热损伤或电灼伤。

3.4 回路负极板使用

3.4.1 严格按照生产厂家提供的使用说明 若使用通用电外科手术设备,应配备回路负极板接触质量监测仪或电外科设备本身配有的自检功能。

3.4.2 选择合适的回路负极板

3.4.2.1 宜选用高质量带双箔回路的软质回路负极板,一次性回路负极板严禁复用、禁止裁剪、重叠。

3.4.2.2 根据患者体型、重量选择大小合适的回路负极板,成人和儿童、婴儿、新生儿均有专用回路负极板。禁止裁剪负极板,且要求负极板黏性强并容易撕脱。

3.4.2.3 对于烧伤、新生儿等无法粘贴回路负极板及有金属植入物等患者宜选择双极电凝、电容式回路板垫或超声刀。

3.4.2.4 使用前检查其有效期、完整性、有无瑕疵、变色、附着物以及干燥程度;过期、损坏或水基凝胶变干的回路负极板禁止使用;回路负极板不得叠放,打开包装后宜立即使用。

3.4.3 粘贴部位 选择易于观察、肌肉血管丰富、皮肤清洁、干燥的区域(毛发丰富的区域不易粘贴,避免脂肪过多的部位)。靠近手术切口部位,距离手术切口>15cm;距离心电图电极>15cm,避免电流环路中近距离通过心电图电极和心脏。

3.4.4 回路负极板粘贴与揭除 粘贴前先清洁和干燥粘贴部位皮肤,以减少阻抗,防止液体渗入。粘贴时,将回路负极板的长边与高频电流流向垂直(回路负极板粘贴方向与身体纵轴垂直),并与皮肤粘贴紧密。术毕,一手按住并绷紧皮肤,另一手从边缘沿皮纹方向缓慢地将负极板整片水平自患者身体上揭除,揭除后观察并清洁局部皮肤,并做好记录。

3.4.5 报警提示 使用过程中若出现报警,应及时停止使用,检查回路负极板是否移位、脱落、粘贴是否均匀和牢固,必要时关机更换或重新粘贴。

3.4.6 避免加热负极板,使用温毯时应隔开负极板与温毯。避免液体流入负极板(包括消毒液、冲洗液、病人体液)。

3.4.7 使用电容式负极板时,将负极板放在非金属表面,建议负极板与患者之间铺置薄床单或手术巾;须去除患者身上所有金属物体,减少患者与负极板之间的物质,最大限度增加患者与负极板的接触面积。

3.4.8 术中需使用双路电刀宜选择负极板回路垫。

3.4.9 双路电刀的使用 术中使用两台电刀主机时,建议使用同一型号电刀主机。同一主机使用双路电刀时,建议医生错开激发时间,以免发生意外伤害。

3.4.10 电刀不可叠放(影响冷却且摆放不稳定),负极板需就近粘贴,保证单独回路,输出功率应设置为低功率。

3.4.11 术中不使用电刀时,须将电刀笔放入绝缘保护套内,如不能放入,应将其放在特定区域,远离易燃物质。

3.5 注意事项

3.5.1 安装心脏起搏器或有金属植入物的患者使用见本章"体内植入物患者的电外科设备安全使用"。

3.5.2 每次使用单极电刀时,原则上应避免长时间连续操作,因回路负极板不能及时分散电流,易致皮肤灼伤。

3.5.3 输出功率大小应根据切割或凝固组织类型进行选择,以满足手术效果为宜,应从小到大逐渐调试。

3.5.4 使用含酒精的消毒液消毒皮肤时,应避免消毒液积聚于手术床,消毒后应待酒精挥发后再启用单极电刀,以免因电火花遇易燃液体而致患者皮肤烧伤。气道内手术使用电刀或电凝时应防止气道烧伤。肠道手术禁忌使用甘露醇灌肠,肠梗阻的患者慎用电刀。

3.5.5　电刀笔连线不能缠绕金属物体,会导致漏电的发生,引发意外。

3.5.6　使用前务必检查报警设置,应确保将工作提示音调到工作人员清晰听到的音量。部分回路板(如电容式回路板)自动屏蔽报警,使用时需严密监测。

3.5.7　负极板尽量靠近手术切口部位(但不小于15cm),避免越过身体的交叉线路,以便使电流通过的路径最短。

3.5.8　避免异位烫伤的发生,严禁皮肤与皮肤直接接触,皮肤至皮肤的接触点使用绝缘物隔开。

3.5.9　确保腔镜手术带电凝功能的器械绝缘层完好,防止漏电发生,损伤邻近脏器。可重复使用带电器械应建立使用监测系统,采用专业检测设备进行绝缘性检测,对其使用次数、绝缘性检测、灭菌情况进行追溯,实现闭环管理。

3.5.10　腔镜手术不得使用导电套上装有非导电锁定器的混合套管针。手术通道应使用全金属或全塑料系统,不得让电能通过混合系统。防止射频电流的电容耦合可能会引起意外烧伤(如:腹壁烧伤)。当腔镜器械与其他器械接触时不能启动电极,否则可能会造成组织意外损伤。

3.5.11　设备应定期检测及保养。

4　双极电凝

4.1　评估

根据手术需求设定双极电凝参数,选择适合的双极电凝器械,确保功能状态良好。

4.2 操作要点

4.2.1 准备高频电刀设备及双极电凝线。

4.2.2 连接电源和脚控开关,将脚控开关放于术者脚下(若有手控功能,也可选择手控模式),开机自检。

4.2.3 选择双极电凝模式,并根据手术部位及医生需求选择合适的输出功率。

4.2.4 连接双极电凝线。

4.2.5 使用过程中应及时去除双极镊或钳上的焦痂。

4.2.6 关闭主机电源,拔出双极电凝线和电源线。

4.2.7 术毕,使用登记,清洁整理电刀设备。

4.3 观察要点

术前检查设备的功能状态,评估双极电凝操作是否规范,双极电凝线插入位置是否正确,功率选择是否合适。

4.4 注意事项

4.4.1 根据手术部位和组织性质选用适合的电凝器械和输出功率。

4.4.2 双极电凝使用时应用生理盐水间断冲洗或滴注,保持组织湿润、无张力及术野清洁,避免高温影响电凝周围的重要组织和结构,减少组织焦痂与双极镊或钳的黏附。

4.4.3 推荐使用间断电凝,每次电凝时间约0.5s,可重复多次,直至达到电凝效果,避免电凝过度。

4.4.4 双极电凝器械或镊尖的保护 电凝时,用湿纱布或专业无损伤布及时擦除双极电凝器械或镊的焦痂,不可用锐器刮除,以免损伤头端或镊尖的合金材质。双极电凝器械操作时应动作轻柔,在固定双极镊尖时,两尖端保持一定距离,避免互相接触而形成电流短路或外力导致镊尖对合不良,影响电凝效果。双极电凝器械清洁后应在头端或镊尖套上保护套。

4.4.5 设备维护保养 注意双极电凝器械品牌与主机兼容性,脚踏控制板在使用前应套上防水保护套,便于清洁,避免电路故障或短路。

5 体内植入物患者的电外科设备安全使用

5.1 起搏器

5.1.1 术前应由心内科医生评估患者起搏器情况,参考厂家说明,给予指导意见。

5.1.2 遵医嘱并根据患者对起搏器的依赖程度选择关闭起搏器或者强制启动模式。

5.1.3 建议使用双极模式。

5.1.4 必须使用单极模式时,回路负极板粘贴应尽量靠近工作电极,避免回路电流通过心脏及起搏器。

5.1.5 采用最低的有效功率设置和较短的激发时间。

5.1.6 电外科设备的导线应尽量远离起搏器,避免产生电磁效应干扰起搏器。

5.1.7 加强监护,严密观察患者心率、节律等变化。

5.1.8 起搏器依赖患者使用电刀时,应选择起搏器 VOO/DOO 非同步模式;非起搏器依赖者,脐以下部位手术,电极板粘贴在脐以下部位,因此不需要电刀程控。

5.2 内置式心脏复律除颤器

5.2.1 术前应由心内科医生评估内置式心脏复律除颤器(implantable cardioverter defibrillator,ICD)情况,在允许的情况下,使用电外科设备前关闭 ICD。

5.2.2 进行连续的 ECG 及外周脉搏监测,除颤仪处于备用状态。

5.2.3　建议使用双极模式。

5.2.4　必须使用单极模式时,回路负极板粘贴应尽量靠近工作电极,避免回路电流通过心脏及 ICD。

5.2.5　采用较低的有效功率设置和较短的激发时间。

5.2.6　电外科设备的导线应尽量远离 ICD,避免产生电磁效应干扰 ICD。

5.2.7　ICD 植入患者,使用电刀需关闭起搏器感知功能。

5.3　人工耳蜗植入物

5.3.1　对配有耳蜗植入器的患者实施头颈部手术时,不宜选用单极模式。

5.3.2　选用双极模式

5.3.2.1　严禁双极电极接触植入物。

5.3.2.2　如耳蜗植入器未配有耳蜗外参照电极,可以使用双极模式。

5.3.2.3　如耳蜗植入器配有耳蜗外参照电极,选择双极模式时,工作电极必须离开耳蜗外参照电极 10cm 以上。

5.4　助听器

5.4.1　高频泄漏电流可能会干扰助听器使用,严重者可能会损坏助听器。

5.4.2　电外科手术中患者不应佩戴助听器,术前予以去除。

5.5　体内金属植入物

5.5.1　建议使用双极模式。

5.5.2　采用较低的有效功率设置和较短的激发时间。

5.5.3　使用单极模式时,回路负极板粘贴应远离植入物并尽量靠近工作电极,避免回路电流通过金属植入物。

5.6 齿科器具

5.6.1 选用双极模式。

5.6.2 使用单极模式时,用硅胶或橡胶牙套覆盖矫治器。

5.6.3 电极避免与金属齿科器具直接接触。

5.6.4 如手术部位靠近齿科器具,需移开腭部扩张器。

5.7 金属饰品

5.7.1 手术前去除金属饰品。

5.7.2 当饰品无法去除时,用纱布完整包裹饰品并固定,隔离饰品与皮肤接触面。

5.7.3 禁止用电极直接接触饰品,防止残余热量传导引起烫伤。

5.8 文身

5.8.1 用于文身的颜料,尤其是红色含有金属物质,会成为导电体或导热体,应绝对避免将回路负极板粘贴在文身处。

5.8.2 避免工作电极直接接触文身处皮肤。

6 超声刀

6.1 评估

使用前检查设备功能状态,根据组织类型、血管的粗细选择合适的超声器械和输出功率。

6.2 操作要点

6.2.1 连接电源和脚踏。

6.2.2 按照生产厂家说明安装超声刀头。

6.2.3 将手柄线与主机相连,并固定。

6.2.4 开机自检,并调节默认功率。

6.2.5 术中清洗超声刀刀头 将刀头张开完全浸没于无菌蒸馏水中,利用脚控或手控开关启动超声刀清洁刀头,避免与容器边缘接触。如有焦痂难以清洗时,应用生理盐水纱布轻轻擦拭刀头,避免用力过猛损坏刀头。

6.2.6 按照生产厂家说明卸除超声刀刀头。

6.2.7 关闭电源开关,拔出手柄线接口,拔出电源。

6.2.8 清洁整理超声刀设备并做好使用登记。

6.3 观察要点

超声刀使用是否规范;超声刀头是否完整,避免松动。

6.4 注意事项

6.4.1 严格按照生产厂家说明使用,选择合适的配件规范安装。

6.4.2 超声刀报警 超声刀开机自检出现故障时主机屏幕将显示故障代码,需请专职设备技术人员及时维修或更换部件;使用中同时踩到两个脚踏开关,主机会有报警,但没有故障代码显示;超声刀持续工作时间过长、温度过高时,主机会自动报警,应将超声刀头浸泡于无菌蒸馏水中,待刀头降温后再使用。

6.4.3 超声刀使用禁忌 超声刀工作时禁用手触摸,并避免长时间连续过载操作;不能闭合刀头空踩脚踏板或用超声刀头夹持金属物品及骨组织;由于超声刀闭合管腔是永久性闭合,需确认闭合的组织类型是否适合。

6.4.4 超声刀维护和保养 超声刀头应轻拿轻放,避免重压、不要碰撞硬物或落地。使用后,手柄头及时套回保护帽,手柄线用湿布擦拭干净,不宜用水冲洗,并顺其弧度保持 15~20cm 直径线圈盘绕存放。血液、体液隔离或特殊感染患者,应用含氯消毒液或酸化水擦拭消毒或按特殊感染患者术后处理方式处理。清洗时避免撞击或用力抛掷。手柄线须根据生产厂家说明选择适宜的灭菌方法或使用一次性无菌保护套以达到无菌要求。

7　能量平台

7.1　评估

使用前检查设备功能状态,根据手术类型选择合适的闭合钳和输出功率。

7.2　操作要点

7.2.1　连接电源和脚踏。

7.2.2　将闭合器手柄线与主机插口相连。

7.2.3　开机自检,并调节有效功率。

7.2.4　医生应参照厂家说明书规范操作。

7.2.5　使用时,保持钳口部分清洁,出现焦痂凝集,应及时进行擦拭。

7.2.6　关闭电源开关,拔出手柄线接口,拔出电源。

7.2.7　整理设备并做好使用登记。

7.3　观察要点

能量平台使用是否规范,闭合器钳口是否完整,避免缺失松动。

7.4　注意事项

7.4.1　按照生产厂家说明规范安装,正确使用。

7.4.2　用于术中组织切割、凝血时,血管、淋巴管及组织束

的闭合直径 ≤ 7mm。

7.4.3 从穿刺器中取出器械时应闭合钳口,停止激发。

7.4.4 不应过度用力将组织挤入钳口底端。

7.4.5 确定钳口完全闭合后再激发,激发时避免牵拉组织。

7.4.6 不宜在同一部位重复闭合,若需再次闭合,需重叠于前次闭合的 1/3 处。

7.4.7 如有报警时应及时排除故障或停止使用。

7.5 维护和保养

7.5.1 闭合器刀头应轻拿轻放,避免重压、碰撞硬物或落地。

7.5.2 清洁刀头时,先用酶浸泡钳口端,再用软毛刷刷洗干净。不可用力过大以免损坏闭合面的咬合,出现咬合面破裂缺失,禁止使用。

7.5.3 包装时手柄线应保持 15~20cm 直径线圈盘绕。

7.5.4 清洗、消毒、包装、灭菌应按照 WS310-2016。

7.5.5 定期由专业人员完成设备检测。

4

第四章　手术隔离技术

1 概述

1.1 目的

明确手术中的无菌操作原则、手术隔离原则,为手术室护士在护理操作过程中提供统一规范的指导建议,防止或减少手术部位的病原微生物的感染、播散以及肿瘤的转移和种植,为患者提供更加安全、可靠的手术保障。

1.2 适用范围

1.2.1 无菌操作技术 适用于所有有创操作的全过程。

1.2.2 手术隔离技术

1.2.2.1 适用于所有消化道、呼吸道、泌尿生殖道等空腔脏器手术的全过程。

1.2.2.2 适用于恶性肿瘤手术的全过程。

2 术语

2.1 手术隔离技术

手术隔离技术(the operation isolation technique)指在无菌操作原则的基础上,外科手术过程中采取的一系列隔离措施,将肿瘤细胞、种植细胞、污染源、感染源等与正常组织隔离,以防止或减少肿瘤细胞、种植细胞、污染源、感染源的脱落、种植和播散的技术。手术隔离技术是中华护理学会手术室护理专业委员会结合国际相关内容、学科特点首次提出的专业术语。

2.2 无菌区域

无菌区域(sterile area)指经过灭菌处理,而未被污染的区域范围。

2.3 隔离区域

隔离区域(isolation area)是指在外科手术时,凡接触空腔脏器、肿瘤组织、内膜异位组织和感染组织等的器械、敷料均视为污染,这些被污染的器械和敷料所放置的区域即为隔离区域。

2.4 "烟囱"效应

"烟囱"效应(the chimney effect)即从具有通畅的流通空间,空气(包括烟气)靠密度差的作用,从具有通畅的流通空间,沿着通道很快进行扩散或排出的现象,即为"烟囱"效应。

2.5 子宫内膜异位症

子宫内膜异位症(endometriosis,EMT)是指具有活性的子宫内膜组织(腺体和间质)出现在子宫体以外的部位,是育龄女性常见病及多发病,虽呈良性病变,但具有类似恶性肿瘤的种植、侵蚀及远处转移能力。

2.6 腹壁切口子宫内膜异位症

腹壁切口子宫内膜异位症(abdominal wall endometriosis,AWE)是盆腔外 EMT 的特殊类型,主要见于剖宫产术后,是剖宫产术的远期并发症之一。国外最近报道发病率可达 0.8%。AWE 发病机制目前尚未完全阐明,为大众所认同的病因是"子宫内膜种植学说",是医源性传播,即手术操作时将子宫内膜腺体及其间质细胞种植于腹壁切口,异位种植的子宫内膜随卵巢激素的变化而发生周期性出血,产生局部炎性反应并有局部新生血管形成,导致内膜细胞不断增殖,周围纤维组织增生,最终形成异位病灶。

2.7　空腔脏器

空腔脏器(hollow organ)是相对实体脏器而言,是指管腔状,或脏器内部含有大量空间的脏器,如消化系统的胃、肠、胆囊、阑尾,泌尿系统的膀胱,生殖系统的子宫等。

2.8　空腔脏器手术

空腔脏器手术(hollow organ surgery)是指食管、肺、胃、胆囊、肠道、子宫、膀胱等部位的手术。因为这些脏器大都离体表较深,内部含有大量的空间或者通过狭小的通道和外界相通,所以常规的手术前准备不能进行有效的消毒,这就使空腔内部物质成为无菌手术污染的来源。

2.9　手术部位感染

手术部位感染(surgical site infection,SSI)指外科手术部位感染分为切口浅部组织感染、切口深部组织感染、器官/腔隙感染。

2.10　创伤

创伤(trauma)主要是指机械力作用于人体所造成的损伤,它可以按伤口是否开放、致伤部位、致伤因子等方面进行分类。

2.11　清创术

清创术(debridement)是指伤后早期充分清除坏死或失去生机的组织、血块、异物等有害物质,控制伤口出血,尽可能将已污染的伤口变为清洁伤口,争取为伤口早期愈合创造良好的局部条件。

2.12　外科感染

外科感染（surgical infection）是指需要外科治疗的感染，包括创伤、手术、烧伤等并发症的感染。

2.13　清洗伤口

清洗伤口（clean the wound）指去掉覆盖伤口的敷料，用3%过氧化氢溶液冲洗伤口，再用无菌生理盐水冲洗干净，除去伤口内的污血、血凝块和异物。

2.14　清理伤口

清理伤口（clean up the wound）指在麻醉状态下消毒皮肤，铺盖灭菌手术巾；切除伤口周围不整皮缘，清除血凝块和异物，切除失活组织和止血。

2.15　同期手术

同期手术（homochronous operation）即两种或两种以上术式同时进行、一次完成的手术。如不同切口级别Ⅰ类（清洁）切口与非Ⅰ类（清洁-污染）切口的手术同期进行，肿瘤合并非肿瘤手术同期进行等。同期手术是外科治疗的一种选择，应严格把握患者的适应证及禁忌证。

2.16　Ⅰ类（清洁）切口

Ⅰ类（清洁）切口（clean incision）指手术未进入感染炎症区，未进入呼吸道、消化道、泌尿生殖道及口咽部位，如颅脑、视觉器官、四肢躯干及不切开空腔脏器的胸、腹部手术切口，以及闭合性创伤手术符合上述条件者。

2.17 Ⅱ类(清洁 - 污染)切口

Ⅱ类(清洁 - 污染)切口(clean-pollution incision)指手术进入呼吸道、消化道、泌尿生殖道及口咽部位,但不伴有明显污染。例如无感染且顺利完成的胆道、胃肠道、阴道、口咽部手术。

2.18 Ⅲ类(污染)切口

Ⅲ类(污染)切口(pollution incision)指手术进入急性炎症但未化脓区域;开放性创伤手术;胃肠道内容有明显溢出污染;术中有明显污染者,如开胸心脏按压。

2.19 Ⅳ类(污秽 - 感染)切口

Ⅳ类(污秽 - 感染)切口(pollution-infection incision)指有失活组织的陈旧创伤手术;已有临床感染或脏器穿孔的手术,如各个系统或部位的脓肿切开引流,化脓性腹膜炎等手术切口均属此类。

3 手术隔离技术

3.1 手术无菌操作原则

3.1.1 明确无菌概念、建立无菌区域 分清无菌区、相对无菌区、相对污染区的概念。无菌区内无菌物品都必须是灭菌合格的,无菌操作台边缘平面以上属无菌区,无菌操作台边缘以下的桌单不可触及也不可再上提使用。任何无菌操作台或容器的边缘,以及手术台上穿着无菌手术衣者的背部、腰部以下和肩部均视为相对无菌区,取用无菌物品时不可触及以上部位。若无菌包破损、潮湿、可疑污染时均视为污染。

3.1.2 保持无菌物品的无菌状态 手术中若手套破损或接

触到污染物品,应立即更换无菌手套;无菌区的铺单若被浸湿,应加盖无菌巾或更换无菌单;严禁跨越无菌区;若有或疑似被污染应按污染处理。

3.1.3 保护皮肤、保护切口 皮肤消毒后贴皮肤保护膜,保护切口不被污染。切开皮肤和皮下脂肪层后,边缘应以盐水纱布垫遮盖并固定或条件允许者建议使用切口保护套,显露手术切口。凡与皮肤接触的刀片和器械不应再用,延长切口或缝合前再次消毒皮肤;手术中途因故暂停时,切口应使用无菌巾覆盖。

3.1.4 正确传递物品和调换位置(详见第一章7手术器械、敷料传递)。

3.1.5 减少空气污染,保持洁净效果手术间门随时保持关闭状态;控制人员数量、减少人员流动、保持手术间安静;手术床应在净化手术间的手术区域内,回风口无遮挡。

3.2 手术隔离技术

3.2.1 建立隔离区域 明确有瘤、污染、感染、种植概念;在无菌区域建立明确隔离区域;隔离器械、敷料放置在隔离区域分清使用、不得混淆。

3.2.2 隔离前操作 切口至器械台加铺无菌巾,以保护切口周围及器械台面,隔离结束后撤除。

3.2.3 隔离操作

3.2.3.1 隔离开始:明确进行污染及有瘤操作时;消化道、呼吸道、泌尿生殖道等手术穿透空腔脏器时,以及组织修复、器官移植手术开始时即为隔离开始。

3.2.3.2 隔离操作要求(建议遵循以下原则)

3.2.3.2.1 被污染的器械、敷料应放在隔离区域内,注意避免污染其他物品,禁止再使用于正常组织。

3.2.3.2.2 切除部位断端应用纱布垫保护,避免对周围组织及器官造成污染。

3.2.3.2.3 术中吸引应保持通畅,随时吸除外流内容物,吸引器头不可污染其他部位,根据需要及时更换吸引器头。

3.2.3.2.4 擦拭器械的湿纱布垫只能用于擦拭隔离器械。

3.2.3.2.5 洗手护士的手不得直接接触污染隔离"源"(隔离器械、隔离区域、隔离组织)。

3.2.3.2.6 预防切口种植或污染的措施即取出标本建议用取物袋,防止标本与切口接触,取下的标本放入专用容器。

3.2.4 隔离后操作(建议按照以下操作步骤)

3.2.4.1 即撤:立即撤下隔离区内的物品,包括擦拭器械的湿纱布垫。

3.2.4.2 冲洗:术野被污染时,可使用未被污染的容器盛装冲洗液彻底清洗手术野。

3.2.4.3 更换:被污染的无菌手套、器械、敷料及擦拭器械的湿纱布垫等。

3.2.4.4 重置无菌区:切口周围加盖无菌单。

3.2.4.5 物品清点:手术中,污染与未污染器械应分别放置。清点物品过程中,应借助未污染器械辅助清点,不可用手直接接触隔离盘内器械。

4 常见隔离手术

4.1 恶性肿瘤手术

4.2 妇科手术

4.3 空腔脏器手术

4.4 创伤手术

4.5 同期手术

4.6 移植手术

4.7 内镜手术

5 恶性肿瘤手术

5.1 目的

5.1.1 防止肿瘤细胞沿血管、淋巴管扩散。

5.1.2 防止肿瘤细胞的创面种植。

5.2 隔离手术范围

所有恶性或可疑恶性肿瘤的穿刺、活检、手术探查、部分或全部切除手术的全过程。

5.3 操作要点

遵循本章中 3.2 手术隔离技术操作原则。

5.3.1 手术切口的保护

5.3.1.1 保护皮肤：粘贴切口薄膜，动作轻柔，尽量平整，避免出现小气泡；或者选择干纱布垫保护，并用巾钳固定。

5.3.1.2 保护皮下组织：使用盐水纱布垫保护皮下组织后用牵开器固定并充分暴露术野，确保手术切口的安全。或根据手术切口大小选择合适的一次性切口保护器进行切口保护。

5.3.1.3 手术体腔探查：若发现肿瘤破溃，应保护肿瘤区域。探查结束后,操作者更换手套后再进行手术。尽量减少探查次数,腔镜下手术探查时,如双手未污染可不更换手套。

5.3.2 手术器械敷料管理

5.3.2.1 建立"肿瘤隔离区域",以便分清有瘤区和无瘤区,将接触肿瘤的器械和敷料放在隔离区域,不可重复使用于其他正常组织。

5.3.2.2 准备专用"隔离盘"并有明显标志,用于放置肿瘤标本和直接接触肿瘤的手术器械。隔离盘应具有防液体渗漏功能。

5.3.2.3 接触过肿瘤组织或淋巴结的器械和敷料放在隔离区域使用,不可重复使用。不得放置到非隔离区域,禁止再使用于正常组织,使用后的敷料等采用单独器械夹取。

5.3.3 肿瘤的切除

5.3.3.1 隔离肿瘤:如果术中出现肿瘤破裂溢出,需要迅速清理吸净肿瘤组织,设法应用纱布、纱垫、手套等方法进行隔离,更换受污染的器械及手套,尽量减少进一步污染。

5.3.3.2 整块切除:将肿瘤完整进行切除和取出,禁止将肿瘤分段切除。

5.3.3.3 轻柔操作:手术人员应尽量避免挤压瘤体,尽量实施锐性分离,少用钝性分离避免肿瘤细胞沿血液、淋巴管扩散。

5.3.3.4 充分止血:尽量使用电刀切割组织,减少出血机会,切断肿瘤细胞血行转移途径。

5.3.3.5 分组操作:"互不侵犯"即涉及组织修复等手术,需要多组人员同时操作时,区分有瘤器械与无瘤器械、有瘤操作与无瘤操作人员,各组人员和器械不能相互混淆。

5.3.3.6 肿瘤取出:取出肿瘤标本应使用取物袋,避免肿瘤直接接触切口。

5.3.3.7 标本的放置:放于指定的容器,置于器械台上的隔离区域,不可用手直接接触。

5.3.3.8　完成所有切除操作后、组织修复前,应更换污染的手套、敷料、器械和缝针。肿瘤取出后,切口周围重新铺无菌巾。

5.3.4　术中冲洗液的使用

5.3.4.1　使用未被污染的容器盛装冲洗液冲洗术野。

5.3.4.2　冲洗后不建议用纱布垫擦拭,以免肿瘤细胞种植。

5.3.5　术后器械管理参照 WS310-2016 医院消毒供应中心。

5.3.6　术中需要对肿瘤组织进行切开或需要留取快速病理标本:①切开标本应于隔离区内进行操作,之后更换手套,器械不可再次使用。②留取肿瘤切缘时,器械与敷料均按恶性肿瘤进行隔离。

5.3.7　淋巴结清扫　①进行淋巴结清扫时需执行恶性肿瘤隔离技术,不可用手直接接触。②手术室护士应准备足够的手术器械,及时更换污染器械。术中存在多个待检病灶时,切取标本的器械、刀片、敷料不应混用,以避免污染标本,影响病理诊断。

6　妇科手术

6.1　目的

6.1.1　防止子宫内膜残留至切口,造成医源性种植。

6.1.2　防止宫腔及阴道内容物污染体腔及切口。

6.2　范围

妇科、产科的腹部及会阴手术。

6.3　操作程序

6.3.1　常见手术　剖宫产术、子宫全切术、子宫切开术、子宫肌瘤剔除术、会阴切开术、腹腔镜检查术、人工流产术等。

6.3.2 手术用物 切口保护器、手术器械、敷料、冲洗液。

6.3.3 设备 高频电刀、超声刀等。

6.3.4 隔离原则

6.3.4.1 术中严格按照无菌隔离技术进行,防止蜕膜组织和子宫内膜间质成分散落在手术区域。

6.3.4.2 减少不必要的宫腔操作,以免将有活性的蜕膜组织种植到切口处。

6.3.5 操作要点

6.3.5.1 切口保护:涉及可能暴露宫腔的手术时,切开腹壁后用切口保护器或纱布保护好切口创面;若行剖宫产手术,子宫切口四周术野应用纱垫保护,尽量避免宫腔内血液或羊水污染切口。

6.3.5.2 冲洗液管理:关闭腹腔及缝合腹壁切口前需用冲洗液冲洗,切口周围加铺无菌巾,防止腹壁切口子宫内膜异位症。

6.3.5.3 敷料管理:切开腹壁、清理宫腔、缝合子宫、关闭腹膜腹壁各环节纱布应专用,不得交叉使用。

6.3.5.4 器械管理:接触子宫内膜或胎膜、胎盘的器械应放于固定位置,避免污染其他器械及用物;行子宫相关手术时,缝合子宫肌层如有穿透子宫内膜,需执行无菌隔离技术,缝合子宫的缝线不应再用于缝合腹壁各层。

6.3.5.5 人工流产术:应注意控制宫腔负压,避免在将吸管突然拔出时,内膜碎片、宫腔血液被过高负压吸入到腹腔内。

6.3.5.6 宫腔镜手术:需防止冲洗液流入腹腔。

6.3.5.7 对于晚期的卵巢癌及子宫内膜癌,盆腹腔内已经存在转移病灶,尽管手术目的在于"减瘤",但依然需要遵循隔离技术。

7　空腔脏器手术

7.1　操作程序

7.1.1　手术体腔探查　探查前在手术切口周围用纱布垫或切口保护套保护,应避免内容物流出,污染手术切口。

7.1.2　切开空腔脏器(或感染病灶)前　应先用纱布垫或切口保护套保护周围组织。备好蘸有消毒液的纱布或棉球(消毒断端)、吸引器(以免脏器内容物流出污染体腔及切口)。

7.1.3　切除空腔脏器(遵循本章3.2部分内容)

7.2　注意事项

若为肠梗阻(肠内管腔内可能存在易燃性气体),在切开肠管时,不能使用电外科设备,避免引起意外伤害。

8　创伤手术

8.1　注意事项

8.1.1　体腔探查时,合理使用纱布垫或切口保护套,避免感染扩散污染周围组织。

8.1.2　若为开放性创伤手术,应先进行清洗去污(包括:清洗皮肤、清洗伤口),再进行伤口清理探查。

8.1.3　准备两份手术器械,一份用作清洗去污,另一份用作伤口清理探查。

8.1.4　清理探查过程,怀疑被污染的器械、敷料禁止再使用。

8.1.5　清洗去污用的器械、敷料及从伤口上清理下来的敷料,应在治疗手术开台前移出手术间。

9　同期手术

9.1　注意事项

患者评估：区分Ⅰ类切口与非Ⅰ类切口。

9.1.1　Ⅰ类切口合并非Ⅰ类切口手术　应遵循无菌技术原则，避免交叉感染。原则Ⅰ类切口手术在前，非Ⅰ类切口手术在后。

9.1.2　特殊手术　需要先做非Ⅰ类切口手术再做Ⅰ类切口手术时，应重新更换手术敷料及器械。

9.2　操作要点

9.2.1　分清Ⅰ类切口与非Ⅰ类切口区域，严格区分清洁切口区、污染切口区，区分无菌器械和污染器械。

9.2.2　物品不得交叉使用，凡接触污染切口手术的物品均视为污染，不能再用于清洁切口的手术操作，避免交叉感染。需及时更换手套、加盖无菌单。

9.2.3　凡接触有腔脏器，如胃肠、食管、肺、胰、肝胆等器官物品的器械均视为污染，这些被污染的物品及器械，不能再用于无菌部位的手术操作。规范使用冲洗液。

9.2.4　注意肿瘤合并非肿瘤同期手术的手术隔离技术（详见本章5恶性肿瘤手术相关内容）。

9.2.5　手术器械台管理　严格执行消毒隔离制度和无菌技术操作规程。分别铺设2个无菌器械台，手术部位器械需独立摆放。建议使用2个器械托盘。

10 移植手术

10.1 严格执行无菌操作

感染是移植手术最常见、最致命的并发症，因此，移植组人员应做到器械物品准备齐全，术中配合默契，尽量缩短供体器官的缺血时间及手术时间，减少感染机会；术中一切操作都应严格执行无菌操作，器械物品严格灭菌；移植手术应安排在百级层流净化手术间，并严格控制室内人员数量及流动。

10.2 供体器官的保护

0~4℃低温灌注与低温保存，即器官经预冷的灌洗液（如UW液、HTK液或Celsior液）快速灌洗并获取后，将器官与保存液一并放入双层无菌器官袋内，夹层置入无菌盐水冰屑，依次分别扎紧每层袋口，并置于无菌容器内，将其放入低温保温箱转运，全程维持0~4℃，严格保持无菌。修剪、移植过程中冰屑低温保护器官，严防污染、滑落。无菌盐水冰屑制作过程严格执行无菌操作，防止污染。

10.3 皮肤保护

做好术前评估，合理使用体位垫对尾骶部、足跟部等受压部位进行保护；保持患者皮肤干燥，督促术者正确使用切口保护设备，避免冲洗液、体液浸湿皮肤；因移植过程中器官局部需保持低温，术中大量使用冰屑及冰盐水，复温时大量使用38~42℃热盐水，切口周围无菌巾易潮湿造成污染，若潮湿后应立即加盖无菌巾，保持台上干燥整洁，干燥的无菌单具有隔离作用。

10.4 综合性体温保护技术

术中低体温能削弱巨噬细胞氧化杀伤力,加之血管收缩导致组织氧含量减少,易造成术后切口感染,因此,手术中应采取综合性体温保护技术,室温设置为 22~25℃,通过调节水毯、充气式加温仪等措施维持患者体温在 36℃ 以上。术前 20min 将手术床铺好保温水毯,调节温度 38~39℃,使用充气式加温仪维持患者体温;器官移植时大量使用冰屑及长时间脏器暴露导致体温下降迅速,应调高加温设备温度至 40~41℃;开放后继续维持患者体温。同时术中持续监测食管温度,术中输注的液体和血制品应采用加温设备。

10.5 手术隔离技术

器官移植术中及术后大剂量免疫抑制剂的应用,加快了肿瘤细胞的生长,因此,最大限度地去除肿瘤细胞显得尤为关键。若受体原发病为肿瘤者应遵循本章 5.3 恶性肿瘤手术隔离技术操作原则,且不使用自体血回输。

11 内镜下肿瘤手术

11.1 遵循本章 3.2 手术隔离技术操作原则

11.2 遵循无菌操作原则

11.3 遵循隔离技术器械敷料使用原则

11.3.1 吸引器管道通畅,及时吸出渗液和渗血,减少脱落肿瘤细胞污染的机会。

11.3.2 先放气再拔穿刺套管 撤去 CO_2 气腹,应打开套

管阀门使 CO_2 逸出排净后方可拔除套管,避免"烟囱"效应造成穿刺针道肿瘤种植转移(PSM)。

11.3.3 预防切口种植的措施

11.3.3.1 将穿刺套管固定或使用防滑穿刺套管,防止套管意外脱落和漏气,避免造成"烟囱"效应。

11.3.3.2 手术切口需要使用切口保护器,使切口与瘤体隔离,同时防止接触肿瘤的器械上下移动,造成切口种植。

11.3.3.3 取出标本必须用取瘤袋,防止瘤体与切口接触,对于微小的标本如淋巴结等取出时也应采取隔离措施。

11.3.4 CO_2 气腹的管理 尽量缩短 CO_2 气腹持续时间,术中调节气腹压力 $\leq 14mmHg$,流量 $< 5L/min$。建议采用有气体加温功能的气腹机,降低肿瘤细胞的雾化状态,减少肿瘤种植。

5

第五章　手术物品清点

1 概述

1.1 目的

为手术医务人员提供手术物品清点的操作规范,以防止手术物品遗留,保障手术患者的安全。

1.2 适用范围

适用于各种不同的医疗环境,包括住院部手术室、门诊手术室、日间手术室等实施创伤性诊疗的区域。

2 术语

2.1 手术清点物品

手术清点物品(surgical count items)包括手术清点敷料、手术器械、手术特殊物品。

2.2 手术清点敷料

手术清点敷料(surgical dressing)指用于吸收液体、保护组织,压迫止血或牵引组织的纺织物品。包括纱布、纱垫、纱条、宫纱、消毒垫、脑棉片、棉签等。

2.3 手术器械

手术器械(instruments)指在临床手术中,用于切割、剥离、抓取、牵拉、缝合等特定功能所使用的手术工具或医疗器械,包括基础手术器械和专科手术器械,如基本外科手术器械、妇产科手术器械、骨科手术器械、神经外科手术器械、眼科手术器械、口腔科手术器械等。

2.4 杂项物品

杂项物品(miscellaneous items)指无菌区域内所需要清点的各种物品。包括一切有可能遗留在手术切口内的物品,如阻断带、悬吊带、尿管等。

2.5 体腔

体腔(cavity)指人体内容纳组织及脏器的腔隙。通常包括颅腔(含鼻腔)、胸腔、腹腔(含盆腔)及关节腔。

2.6 手术物品遗留

手术物品遗留(retained surgical items)指手术结束后手术物品意外地遗留在患者体内。

2.7 手术敷料

手术敷料(dressing)指在手术室使用的各类织物,如手术服、手术包布、手术单等,分为可重复使用手术敷料及一次性使用手术敷料。

2.8 手术衣

手术衣(operating gowns)由手术人员穿着以防止感染原传播的无菌长袍。

2.9 洁净服

洁净服(cleanroom garments)指在各类手术室内穿着的专门设计的服装,使穿衣者携带的皮肤污垢通过手术室空气对手术创面的污染降至最低限度,以减小手术部位感染的风险。

2.10 手术用一次性耗材

手术用一次性耗材指在手术中使用的一次性消耗材料,根据价格通常分为手术用一次性低值耗材与手术用一次性高值耗材。低值耗材包括注射穿刺类、缝合黏合类、防护隔离类等;高值耗材包括球囊导丝、止血材料、切割闭合器、人工关节等。

3 物品清点要求和原则

3.1 手术物品清点时机

3.1.1 第一次清点,即手术开始前。

第二次清点,即关闭体腔前。

第三次清点,即关闭体腔后。

第四次清点,即缝合皮肤后。

3.1.2 增加清点次数时机 如术中需交接班、手术切口涉及两个及以上部位或腔隙,关闭每个部位或腔隙时均应清点,如关闭膈肌、子宫、心包、后腹膜等。

3.2 不同类型手术需清点的物品

3.2.1 体腔或深部组织手术应包括手术台上所有物品。如手术器械、缝针、手术敷料及杂项物品等。

3.2.2 浅表组织手术应包括但不仅限于手术敷料、缝针、刀片、针头等杂项物品。

3.2.3 经尿道、阴道、鼻腔等内镜手术应包括但不仅限于敷料、缝针,并检查器械的完整性。

3.3 手术物品清点原则

3.3.1 双人逐项清点原则 清点物品时洗手护士与巡回护

士应遵循一定的规律,共同按顺序逐项清点。没有洗手护士时由巡回护士与手术医生负责清点。

3.3.2　同步唱点原则　洗手护士与巡回护士应同时清晰说出清点物品的名称、数目及完整性。

3.3.3　逐项即刻记录原则　每清点一项物品,巡回护士应即刻将物品的名称和数目准确记录于物品清点记录单上。

3.3.4　原位清点原则　第一次清点及术中追加需清点的无菌物品时,洗手护士应与巡回护士即刻清点,无误后方可使用。

4　注意事项

4.1　医疗机构应有物品清点制度和相关的应急预案,明确规定清点的责任人、要求、方法及注意事项等,所有相关医务人员应遵照执行。

4.2　手术室应规范器械台上物品摆放的位置,保持器械台的整洁有序。

4.3　手术前

4.3.1　巡回护士需检查手术间环境,不得遗留上一台手术患者的任何物品。

4.3.2　洗手护士应提前 15~30min 洗手,保证有充足的时间进行物品的检查和清点。在手术的全过程中,应始终知晓各项物品的数目、位置及使用情况。

4.3.3　清点时,洗手护士与巡回护士须双人查对手术物品的数目及完整性。巡回护士进行记录并复述,洗手护士确认。

4.4　手术中

4.4.1　应减少交接环节,手术进行期间若患者病情不稳定、抢救或手术处于紧急时刻物品交接不清时,不得交接班。

4.4.2 严禁用器械或敷料等物品作他用,术中送冰冻切片、病理标本时,严禁用纱布等包裹标本。

4.4.3 手术物品未经巡回护士允许,任何人不应拿进或拿出手术间。

4.4.4 医生不应自行拿取台上用物,暂不用的物品应及时交还洗手护士,不得乱丢或堆在手术区。

4.4.5 洗手护士应及时收回暂时不用的器械;监督术者及时将钢丝、克氏针等残端、剪出的引流管碎片等物品归还,丢弃时应与巡回护士确认。

4.4.6 台上人员发现物品从手术区域掉落或被污染,应立刻告知巡回护士妥善处理。

4.4.7 关闭体腔前,手术医生应配合洗手护士进行清点,确认清点无误后方可关闭体腔。

4.4.8 每台手术结束后应将清点物品清理出手术间,更换垃圾袋。

4.4.9 术前怀疑或术中发现患者体内有手术遗留异物,取出的物品应由主刀医生、洗手护士和巡回护士共同清点,详细记录,按医院规定上报。

5 手术敷料清点

5.1 手术切口内应使用带显影标记的敷料。

5.2 清点纱布、纱条、纱垫时应展开,并检查完整性及显影标记。

5.3 手术中所使用的敷料应保留其原始规格,不得切割或做其他任何改型。特殊情况必须剪开时,应及时准确记录。

5.4 体腔或深部组织手术中使用有带子的敷料时,带子应暴露在切口外面。

5.5　当切口内需要填充治疗性敷料并带离手术室时,主刀医生、洗手护士、巡回护士应共同确认置入敷料的名称和数目,并记录在病历中。

6　清点意外情况的处理

6.1　物品数目及完整性清点有误时,立即告知手术医生共同寻找缺失的部分或物品,必要时根据物品的性质采取相应辅助手段查找,确保不遗留于患者体内。

6.2　若找到缺失的部分和物品时,应立刻告知手术医生。手术医生、洗手护士与巡回护士应共同确认其完整性,并放于指定位置,妥善保存,以备清点时核查。

6.3　如采取各种手段仍未找到,应立即报告主刀医生及护士长,X线辅助确认物品不在患者体内,需主刀医生、巡回护士和洗手护士签字、存档,按清点意外处理流程报告,填写清点意外报告表,并向上级领导汇报。

7　手术器械、手术敷料、手术用一次性低值耗材命名

7.1　目的

规范常用手术器械、手术敷料、一次性低值耗材的名称,提升手术室护理专业的同质化水平。

7.2　常用手术器械命名

见附录6。

7.3 常用手术敷料命名

见附录 7。

7.4 常用手术用一次性低值耗材命名

见附录 8。

第六章 手术室管理

1 概述

1.1 目的

为手术室管理者提供手术室相关管理的指导原则及意见，以规范手术室的安全、高效管理，保障患者健康权益。

1.2 适用范围

适用于手术室、心导管室、介入室及其他实施有创检查及治疗的部门。

2 术语

2.1 经空气传播疾病

经空气传播疾病（airborne transmission diseases）指由悬浮于空气中，能在空气中远距离传播（＞1m），并长时间保持感染性的飞沫核传播的一类疾病，包括专性经空气传播疾病（如开放性肺结核）和优先经空气传播疾病（如麻疹和水痘）。

2.2 经飞沫传播疾病

经飞沫传播疾病（droplets transmitted diseases）指带有病原微生物的飞沫核（≥5μm），在空气中短距离（＜1m）移动到易感人群的口、鼻黏膜或眼结膜等导致的传播。

2.3 缓冲室

医院洁净手术部中的缓冲室（buffer room）指在洁净区与非洁净区之间等位置设置，达到与高级别一侧同级的洁净度级别,≥3m^{2}的房间,一般两侧房门不可同时开启。负压手术室在出入口处应设准备室作为缓冲室。

2.4 信息化

信息化(informatization)指培养、发展以计算机为主的智能化工具为代表的新生产力,并使之造福于社会的过程。

2.5 信息化管理

信息化管理(information management)指以信息化带动工业化,实现企业管理现代化的过程,它是将现代信息技术与先进的管理理念相融合,转变企业生产方式、经营方式、业务流程、传统管理方式和组织方式,重新整合企业内外部资源,提高企业效率和效益、增强企业竞争力的过程。

2.6 信息技术

信息技术(information technology,IT)指主要用于管理和处理信息所采用的各种技术的总称。它主要是应用计算机科学和通信技术来设计、开发、安装和实施信息系统及应用软件。也被称为信息和通信技术,主要包括传感技术、计算机与智能技术、通信技术和控制技术。

2.7 人工智能

人工智能(artificial intelligence,AI)指系统正确解释外部数据,从这些数据中学习,并利用这些知识通过灵活适应实现特定目标和任务的能力。通常人工智能是指通过普通计算机程序来呈现人类智能的技术。

2.8 信息安全

信息安全(information security)指信息系统(包括硬件、软件、数据、人、物理环境及其基础设施)受到保护,不受偶然的或者恶意的原因而遭到破坏、更改、泄露,系统连续可靠正常地运行,信息服务不中断,最终实现业务连续性。主要包括保证信息的保密性、真实性、完整性、未授权拷贝和所寄生系统的安全性五个方面。

2.9　医院信息系统

医院信息系统(hospital information system,HIS)指利用计算机软硬件技术、网络通信技术等现代化手段,对医院及其所属各部门的人流、物流、财流进行综合管理,对在医疗活动中产生的数据进行采集、存储、处理、提取、传输、汇总、加工,生成各种信息,从而为医院的整体运行提供全面的、自动化的管理及各种服务的信息系统。

2.10　护理信息系统

护理信息系统(nursing information system)指医院信息系统的一个子系统,能对护理管理和业务技术信息进行收集、存储和处理。

2.11　一体化手术间

一体化手术间(integrated operating room)指能实现手术间内的手术灯、手术床、腔镜设备、能量平台等外科设备、影音设备及医疗信息等远程集中控制及管理的手术间,其管控系统为一体化手术间管控系统。

2.12　复合手术室

复合手术室(hybrid operating room)指通过数字减影血管造影(DSA)、电子计算机断层扫描(CT)、磁共振成像(MRI)等设备的 3D 成像技术与外科手术技术在百级层流手术室中的全面整合,实现微创介入手术与传统外科开放式手术相结合,从而解决各类复杂手术,降低手术风险,节省手术时间。

3　负压手术室管理

3.1　目的

为医疗机构负压手术室的规范管理提供指导意见,预防传染性疾病的传播,保护手术人员、患者和手术室环境。

3.2　布局与设置

3.2.1　基本原则　新建或扩建手术室应设置负压手术室,并从医院建筑整体结构进行布局。符合国家相关法律法规和行业标准,区域划分明确,标识清楚,功能流程合理和洁污流线分明,具备隔离防控的功能,满足手术室感染防控要求。

3.2.2　出入通道的设置　负压手术室应有独立的出入通道,包括手术人员出入通道、手术患者出入通道和污物出入通道。患者和污物出入通道应邻近楼栋污物电梯,方便传染病手术患者和污物的通过。

3.2.3　缓冲室的设置　在各出入通道处应设置准备间作为缓冲室,以防止因人流、物流将污染空气传播到其他区域。

3.2.3.1　手术人员缓冲室:需满足手术人员术前准备和术后处置的缓冲条件,包括外科手消毒设施、个人防护准备的操作空间、处置物品及各种设施存放等,如指引流程图、穿衣镜、医用胶带、速干手消毒剂、污衣袋、医疗废物收集桶、空气消毒设备等。

3.2.3.2　患者缓冲室:面积应满足车辆回旋尺度、停放转运和患者交接人员的缓冲条件。

3.2.3.3　污物处置缓冲室:应满足污物就地消毒、打包、暂存等处置条件。

3.2.4 空调系统 负压手术室应采用独立净化空调系统，其运行参数符合《医院洁净手术部建筑技术规范》GB 50333-2013 相关要求。

3.2.5 室内负压参数 负压手术室应保持负压，最小静压差绝对值应≥5Pa，同时，负压手术室对其吊顶上的技术夹层应保持略低于"0"的负压差，负压手术室宜在医护走廊门口视线高度安装微压差显示装置，并标出安全压差范围。

3.2.6 空气过滤器设置

3.2.6.1 负压手术室顶棚排风口入口以及室内回风口入口均应设高效过滤器，并应在排风出口处设止回阀，回风口入口处设密闭阀。

3.2.6.2 正负压转换手术室，应在部分回风口上设高效过滤器，另一部分回风口上设中效过滤器；当供应负压使用时，应关闭中效过滤器处密闭阀，当供应正压使用时，应关闭高效过滤器处密闭阀。

3.2.6.3 回、排风口高效过滤器的安装应符合现行国家标准《洁净室施工及验收规范》GB50591-2010 的要求。

3.2.7 负压（真空）吸引装置 负压手术室负压（真空）吸引装置的排气应经过高效过滤器后排出。

3.3 运行与维护管理

3.3.1 应建立完善的负压手术室管理制度、工作流程，明确职责。医院感染管理部门应参与负压手术室的质量管理，并定期进行业务指导和质量监督；医院后勤工程部门负责负压手术室设备的检测、维护和记录，确保各项指标符合国家相关规范；手术室设立专人管理，定期检查与监测，发现问题及时反馈，协助改进。

3.3.2 应定期对手术人员开展专项培训和演练，培训内容包括但不限于：负压手术室管理制度、工作流程、隔离技术和应急处理等，考核合格方可进入负压手术室工作。

3.3.3　负压手术室在术前、术中和术后的各项管理制度和操作流程符合普通手术室的管理规定，同时还须符合国家关于空气传染的法定传染病患者手术的感染防控要求。

3.3.4　手术后空调系统的处理，应根据医院负压手术室的设计模式，由工程技术人员，按国家相关规范要求对负压手术室被污染的排风高效过滤器、回风口高效过滤器进行消毒和更换，并擦拭消毒排风口、回风口与送风口。以下三种形式的负压手术室均不需更换天花送风装置内的高效过滤器：

3.3.4.1　全新风全排风的直流系统负压手术室：手术后须更换排风口内的高效过滤器。

3.3.4.2　带回风的空调系统负压手术室：使用时关闭回风密闭阀，只开启排风，手术后只要更换排风口内的高效过滤器。

3.3.4.3　带回风的空调系统正负压转换手术室：使用时关闭带中效过滤器的回风密闭阀，只开启带高效过滤器的回风口密闭阀，手术后只要更换回风口内的高效过滤器与排风口过滤器。

3.3.5　实施病原体不同的手术或需要正负压转换时，手术后应对手术室进行终末消毒，物表和空气采样检测结果合格方可使用。

3.4　注意事项

3.4.1　"平疫结合"区手术室，应符合《综合医院"平疫结合"可转换病区建筑技术导则（试行）》的要求，至少设置一间可转化为负压的全新风直流手术室，平时手术室按正压设计和使用。

3.4.2　经空气传播的法定传染病患者手术须在负压手术室内进行。

3.4.3　传染病患者流线应相对独立,在楼栋内的流线与医务人员、清洁物品等非污染流线完全分离,避免交叉。如条件不允许需与其他手术患者共用转运通道时,应有专人提前疏通转运通道,减少无关人员暴露,并结合负压手术室的设置情况对手术室环境进行全方位、无死角的终末消毒。

3.4.4　缓冲室的设置应满足缓冲条件,手术过程中缓冲室两侧的门不可同时开启,空气无逆流,不交叉。

3.4.5　更换后的废弃空气过滤器按医疗废物进行处理。

4　手术室信息化管理

4.1　目的

促进手术室、临床科室、医技、后勤辅助部门等部门间合作,加强风险防范,提高管理效能,为临床、科研、管理提供依据。

4.2　信息安全建设原则

4.2.1　应遵守安全为本、科学设计、方便使用的原则。

4.2.2　应对信息保密程度、用户操作权限、网络安全程度和系统结构等进行分级。

4.2.3　应坚持内部网和互联网的物理隔离的原则,不得直接或间接地与互联网或其他公共信息网互相连接。

4.2.4　信息安全主要包括信息真实性、保密性、完整性、可用性、可控制性和可审查性,尤其应关注信息数据的完整性、可用性、保密性。

4.3　手术室医务人员信息化管理

4.3.1　出入门禁权限管理系统　建立手术室安全准入规则并植入门禁管理系统,系统可通过手术室人员身份识别和当日权限识别,严格把控进入手术室的人员。临时出入手术室人员,可借助二维码、OA 推送等信息手段完成注册,再进入手术室。系统具备定期对手术室往来人员的数据分析功能,达到手术部洁净管理要求,且系统支持手术部进出记录查询统计功能。

4.3.2　智能考勤系统　智能考勤系统应支持出勤时间、迟到及早退次数,迟到及早退时间等信息记录、提示、预警和数据分析功能。

4.3.3　智能更衣系统　通过物联网技术将手术室刷手服与领用人员身份信息关联,并可自动领取和智能分配衣柜,实现对刷手服从领取到归还的可追溯管理。刷手服需具备被领取与归还、追溯与查询功能。更衣柜需支持使用情况、分配记录、超时占用、使用率等查询功能;能定期对固定柜进行清理,对长期不用的固定柜转为公用柜。

4.3.4　手术室人力资源管理　包括手术室人员电子化个人档案、考勤管理系统、绩效管理系统等,各系统间人力资源信息数据一致和共享。

4.3.5　手术室休假管理　包括年休假、病产假、事假等可通过医院 OA 或手机等应用程序申请,管理者线上完成审批,系统应有提示、限制和反馈功能。

4.3.6　人员在线培训系统　针对手术室护理人员所必须掌握专科知识体系和临床操作技能,在职人员培训系统可通过智能移动办公平台完成理论和操作培训,支持在线考评和反馈考核结果显示功能。

4.4　手术排程管理

4.4.1　手术室可基于运筹学、组合优化和排序论等理论和方法,基于医院手术台分配方案,自主或合作研发手术排程系统,统筹安排外科手术至手术间,并对每个手术间的手术进行智能排序,优化手术室的资源利用率。

4.4.2 手术排程系统可支持图形化操作,通过鼠标拖拉等方式快速完成手术排班。

4.4.3 手术医护人员可通过手术排程系统及时查看手术安排结果,支持安排临时急诊手术并通过颜色提示手术室管理者。

4.4.4 医院可通过信息化管理手段显示手术进程相关信息(术前准备、麻醉、手术中、手术结束、麻醉恢复中),并通过显示设备发布手术排班和手术进展信息。

4.4.5 排程系统可汇总、统计、分析手术数据,如开台时间、接台时间、手术间使用率等运营指标。

4.5 手术护理文书管理

4.5.1 手术护理文书包括手术安全核查、手术物品清点、术中获得性压力性损伤评估、手术患者交接、标本管理等内容。

4.5.2 手术护理文书数据应与临床其他信息系统相互交融,如手术患者身份信息、手术信息、手术时间、术中特殊用药及用血等均可实时数据共享。

4.5.3 文书中医护人员信息可通过信息系统或智能设备(PDA、PAD 等)实现手术患者的交接、核对及手术安全核查等文书落实。

4.5.4 通过护理文书模板以勾选的方式,实现快速记录并保存。

4.5.5 系统提供术中获得性压力性损伤风险评估量表文书,宜按风险等级预警并提供相应措施清单进行选择。系统提供电子版的患者手术风险评估记录,可自动进行评级。若发生术中获得性压力性损伤,能对接上报系统为佳。

4.6 手术器械管理

4.6.1 手术器械可通过信息系统进行数字化全流程监控。手术室及消毒供应中心工作人员可通过将医疗器械信息和患者信息绑定实现相关追溯。

4.6.2 手术室可采用信息系统或智能设备（PDA、PAD）等对术中使用的物品进行核对及清点，并形成手术物品清点单，可打印存档。

4.6.3 手术物品清点系统可与消毒供应中心系统做对接，通过信息识别技术直接获取器械包信息，自动将器械包内容生成到手术物品清点单上，对物品清点流程进行整体管控。

4.6.4 对不合格医疗器械和突发的医疗器械不良事件，应设置信息化安全屏障。

4.7 手术标本管理

4.7.1 手术标本信息化管理以实现标本的申请、标记、收集、核对、运送、接收及诊断的全程跟踪与动态管理为目标。采用电子化病理信息录入、二维码打印、扫描等方式将病理标本和冰冻标本实现闭环管理。

4.7.2 手术医生或手术室护士可在手术间登录系统提交病理申请单，打印手术标本标签。

4.7.3 术中冰冻标本实行"随时切取、随时送检"原则，可通过信息系统关联发送信息和检查报告，及时获取标本的进展状况和诊断报告。

4.8 手术药品管理

4.8.1 患者术中用药，可通过扫描患者二维码和药品条形码进行核对、执行和结束使用等流程，并与医院 HIS 系统同步执行结果。

4.8.2 手术室备用药品可通过智能设备构建清单实现每日清点和核对。

4.8.3 可设置手术药品统计功能，便于导出手术患者术前、术中用药清单。

4.9 手术室设备管理

4.9.1 可通过设备二维码快速查询到设备基本信息,对接设备科系统、物资管理系统,可直接调取相关数据内容。

4.9.2 可通过信息系统进行日常管理与维护,利用二维码存储仪器设备的使用状态和使用次数等。

4.9.3 从设备申领、使用、清洁、维护等进行全程透明化管控,设备管理形成闭环的管控,提高管理效率。

4.10 手术室医用耗材管理

4.10.1 手术室低值耗材,对接耗材管理系统获取到耗材的基本信息,包括使用的患者、护士、手术医生、耗材处置人员。

4.10.2 手术室高值耗材管理系统,应实现高值耗材标识码、有效期、资质等信息全流程管理及追溯。

4.10.3 手术室高值耗材管理系统应具备高值耗材供应商管理、采购管理、档案管理、使用审批、使用登记、使用追溯、医嘱核销、库存移动盘点、库存自动化提示等功能。

4.10.4 手术室高值耗材管理系统应支持条形码、二维码、RFID、电子货柜识别等识别方式。同时支持 PDA、扫描枪、电脑、手机等终端设备。

4.10.5 手术室可配备高值医用耗材智能柜,智能柜能自动识别耗材,应具备耗材入库、领用及退回、退货、耗材流失查询、库存状态监控等功能。高值医用耗材管理柜需结合手术室耗材信息化管理软件系统,实现手术部高值医用耗材智能管理。

4.10.6 手术室二级库可对患者使用的医用高值耗材进行汇总、归类、请领、配送、使用、记账等功能。同时需具备与医院院级高值医用耗材管理系统对接、对高值医用耗材智能柜的信息管理、高值医用耗材使用数据统计及分析等功能。

4.11　手术输血管理

4.11.1　手术输血系统可在医院 HIS 系统中开发输血模块。

4.11.2　系统通过与医院输血科血库系统对接,可设置申请用血、血制品接收、血制品核对、开始用血、输血结束、输血反应记录、血袋回收等模块,各模块功能应与 PDA 扫描结合使用。可通过 PDA 扫码完成血制品的核对、接收、使用和血袋回收。

4.11.3　手术输血系统应与输血科系统互融互通,形成术中用血流程的闭环管理。

4.11.4　输血记录单可从输血系统中记录并归档。

4.12　一体化手术间管理

4.12.1　可根据医院临床需求设置。

4.12.2　可选择集成控制手术灯、手术床、腔镜设备及能量平台等外科设备、手术间影像及医疗信息、院内手术转播及示教、远程医疗等功能。

4.12.3　可通过集中控制面板上的远程启动开关及控制按钮,实现手术间内外科设备功能集中控制。

4.13　手术室护理质量信息化管理

4.13.1　可基于 HIS 系统构建,包括质量指标监测和质量检查等模块。

4.13.2　手术室护理质量指标监测宜包含手术室护理质量的结构指标、过程指标和结果指标。可通过质量敏感指标数据的自动获取,实现每日手术室质量控制。

4.13.3　系统中各指标数据应具有连续性。

4.13.4　系统中各模块产生的数据应存储于数据库中,系统可对原始数据进行汇总、分析,并生成报表和图形。手术室可根据需求查询相关数据。

4.13.5 系统中可设置相关事件的持续质量改进及评价。

4.14 手术安全信息化管理

4.14.1 患者身份识别与核对 手术室可通过掌上电脑或电子扫描枪在术前交接、手术间对患者进行身份识别与核对。

4.14.2 手术安全核查 可通过扫码、协助手术医生、麻醉医生及手术护士共同核查手术安全核查中的信息。同时可进行核查录音,并存档。

4.14.3 患者闭环管理交接 提供信息化的方式,按照交接核查程序中应遵守的内容及要求,实现患者从病区→术前准备室→手术间→PACU →病区全流程信息化闭环管理。

4.14.4 低体温警示 可自动获取患者体温,一旦出现患者体温低于设定值,系统会自动报警,防止患者出现低体温。

4.15 手术室教学与培训管理

4.15.1 手术室在职培训、进修培训、实习护生教学可通过在线系统完成,也可以进行在线的测试和考评。

4.15.2 手术室教学团队也可通过在线培训系统的数据展开分析和决策,以便于更高效、高质量地开展手术室教学工作。

5 复合手术室安全管理

5.1 目的

为手术人员提供复合手术室建设及管理要点,保障参与手术者及手术患者安全。

5.2 建设基本原则

5.2.1 单体建设的复合手术室包括 DSA、CT、MRI 三种,组合建设的复合手术室有 DSA+CT、DSA+MRI、DSA+CT+MRI 三种形式。

5.2.2　不同功能复合手术室用房尺寸参考《复合手术室建设标准》T/CAME 30-2021。主要建筑用房由手术间、主机房、设备间、控制间等功能用房组成，控制间观察窗的尺寸不应小于 1 500mm×900mm（宽 × 高）。也可根据条件和需要设置辅助房间，如仪器设备存放间、铅衣间、物品存放间等。复合手术室手术间的使用面积一般为 60~120m²，净高不宜低于 3.0m。

5.2.3　应纳入洁净手术部整体布置。应符合 GB50333-2013 建筑平面布局与功能用房技术要求。

5.2.4　CT、DSA 复合手术室射线防护建设应符合 GBZ130-2020《放射诊断放射防护要求》的要求，墙面、地面、天花板、前后门、观察窗等均应采用抵挡防护设备辐射源强度的铅等防护材料。

5.2.5　使用的大型设备的重量要考虑楼板承重风险，必要时在建设中增加手术间地面厚度和承重设置。

5.2.6　信息化、智能化等设计应满足医院总体规划，符合安全、高效、节能的要求，通过控制间的观察窗可完全观察到手术间内所有区域，患者的生命体征变化在控制室显示屏中可视化。

5.2.7　手术间环境评价防护，应按所选医学影像设备分类通过环境保护主管部门的环境评估和卫生监督主管部门卫生评价。

5.3　管理方法

5.3.1　基本配置与布局　应根据各专科手术特点进行布局规划。需具备足够大的空间，满足外科手术操作条件及配置所需 DSA、CT、MRI 等大型设备，设计合理，标识明确。

5.3.2　制度流程及应急预案　应建立完善规章制度与应急处理流程，其中包括但不限于：复合手术室的工作制度、医用安全防护用品管理制度、医用耗材管理制度、仪器设备管理制度、外来物品管理制度、参观制度及射线职业暴露、磁意外损伤等应急预案等。要求制度责权分明,分级质控管理。

5.3.3 仪器设备管理

5.3.3.1 对各类仪器设备进行档案管理,将仪器设备核查、建档,从购置到报废各个环节的记录和资料进行分类与整理。

5.3.3.2 仪器设备应规范摆放,固定位置。

5.3.3.3 仪器设备标识明确,悬挂操作流程。

5.3.3.4 设备使用前要对相关人员培训。

5.3.3.5 应根据用房需要设置射线防护,防辐射手术室的外门上方还应设置红色安全警示标志灯,与医用放射线设备连锁控制。

5.3.4 人员管理与培训

5.3.4.1 参与复合手术人员除外科手术常规需要的外科医师、麻醉医师、器械护士和巡回护士外,须根据手术需要配备其他专业医师等,协助完成复合手术术中造影及影像学测评、超声检查及评估、维持体外循环运转等。

5.3.4.2 手术室护士应具有一定工作经验且经过复合手术室岗位培训,具备较强的组织、参加抢救的能力。

5.3.4.3 复合手术的实施需多学科配合,所有参加手术人员应进行复合手术室设备规范操作、安全使用、放射防护、磁防护等岗前内容培训,具备所需资质。

5.3.5 辐射安全管理

5.3.5.1 患者安全

5.3.5.1.1 术前做好影像学评估,选择最佳径路和透射角度,缩短X线照射时间和减少曝光量,尽量选择低频率、短时间的采像程序和脉冲减影方式。

5.3.5.1.2 除常规术前访视外,复合手术术中MRI需术前1d依据磁共振筛查表逐项与手术患者及家属进行核对,对于体内存在植入物的患者,请磁共振影像医师确定潜在风险,确认是否可接受磁共振扫描,必要时可将其风险添加到手术知情同意书的相关内容,让手术患者或家属签字确认。

5.3.5.1.3 术中使用放射性防护用具时,在保证手术野无菌及不影响手术野的前提下,遮挡患者的非手术部位及对射线敏感的腺体如甲状腺、性腺等部位。

5.3.5.2 医务人员安全

5.3.5.2.1 复合手术室应加强放射防护的监督管理,设置电离辐射警告标志。

5.3.5.2.2 辐射防护用品应按照中华人民共和国国家职业卫生标准 GBZ130-2020《放射诊断放射防护要求》进行配置,辐射类手术操作人员必须穿铅衣、铅裙、铅帽、铅围脖、铅眼镜方可进行操作。

5.3.5.2.3 使用中的个人防护材料及用品每年应至少检查1次,防止因老化、断裂或损伤而降低防护质量,若发现上述情况应及时更换。

5.3.5.2.4 术中核磁扫描时巡回护士应将所有磁共振不兼容的物品移出 5 高斯标志线以外。

5.3.5.2.5 选择便于穿脱的防护用品,防护用品在每日手术结束后进行整理清点登记,专人负责,并根据厂家提供的说明书进行清洁消毒。

5.3.5.2.6 个人防护用品不使用时,应妥善存放,不应折叠放置。

5.3.5.2.7 定期接受体格检查,按照要求接受个人剂量监测,规范佩戴计量笔。

5.4 注意事项

5.4.1 MRI 复合手术室主机房应采用直流白炽灯照明,避免使用荧光灯、调光器。

5.4.2　定期组织对复合手术相关医护人员的应急预案培训演练及考核。

5.4.3　MRI 复合手术室内核磁扫描场所的地面宜按磁感应强度用不同颜色区分 50 高斯线和 5 高斯线,使用时将非磁兼容的医疗设备移出 5 高斯线外。

5.4.4　复合手术室涉及学科多、手术部位多、开放手术器械和一次性耗材种类繁多,手术方式也较复杂,手术配合的护士应实施专科化管理和亚专科设置,保障手术效率、质量和安全。

5.4.5　放射类手术人员应满足准入条件,取得放射工作许可登记证且每 1~2 年进行一次核查,核查情况登记在册,合格者方可从事放射工作。

5.4.6　按环评部门规定定期对手术室进行放射防护和性能检测与评价并存档。

7

第七章　手术室人员管理

1　概述

1.1　目的

为手术室管理者提供手术室相关人员管理的指导原则及意见,以规范手术室各级人员的安全、高效管理,保障患者健康权益。

1.2　适用范围

适用于手术室、心导管室、介入室及其他实施有创检查及治疗的部门。

2　术语

2.1　核心制度

核心制度(core system)是确保医院医疗护理质量,规范诊疗行为,杜绝医疗事故发生的重点规范制度,也是医务人员正常医疗护理活动中必须遵守的工作规则。

3　巡回护士职责

3.1　手术前

3.1.1　查看手术通知单,了解拟实施手术名称、麻醉方式及患者相关信息(过敏史、生化检查等),必要时参加病例讨论、访视患者,做好术前宣教。

3.1.2　确认手术所需物品、仪器、设备、手术体位用物等,并处于功能状态。

3.1.3 检查手术间环境,符合国家规范要求,包括温度、湿度、照明、清洁状况等,发现异常及时报修。清空上一台手术患者的所有物品、病历资料、垃圾等。

3.1.4 遵循一间、一人、一病历原则,每个手术间只能安置一位患者,并只能存放该患者的病历、资料。

3.1.5 执行手术患者交接制度,做好与病房护士的交接,检查所带药物、影像学检查结果等,确认患者有无义齿、饰品、植入物等,并在交接单上签名记录。

3.1.6 核对手术患者身份,采用两种以上核对方法(参照本指南第九章 9手术患者十大安全目标)。

3.1.7 患者转移至手术床时,先确认手术床和手术平车固定,再转移患者,告知患者不得随意移动,防止坠床的发生。

3.1.8 做好患者的心理护理,减轻患者焦虑。

3.2 手术中

3.2.1 根据手术及麻醉需要,选择静脉穿刺部位,按《静脉治疗护理技术操作规范》建立静脉通路,妥善固定。按相关要求给予术前抗菌药物。

3.2.2 执行《手术安全核查制度》,在麻醉前、手术开始前、患者离室前,与麻醉医生、手术医生共同核对患者相关信息,确保正确的患者、正确的手术部位、正确的手术方式。

3.2.3 协助实施麻醉。

3.2.4 协助洗手护士铺置无菌台,检查无菌物品的有效期、包装等,确保物品合格,打开无菌物品。

3.2.5 执行手术物品清点制度,清点、核对手术中所需物品,并签字记录(参照本指南第五章手术物品清点)。

3.2.6 检查评估皮肤,遵循手术体位安置原则,与手术医生、麻醉医生共同安置手术体位,实施必要的保护和约束措施,避免受压、暴露等造成的损伤,防止患者坠床。

3.2.7 减少不必要的暴露,保护患者隐私,做好保暖,保证舒适。

3.2.8 随时提供手术所需仪器、设备、手术器械、耗材等。正确连接、调试手术设备。

3.2.9 严格执行查对制度 给药、输血等操作时须与手术医生或麻醉医生双人核对;抢救时协助麻醉医生给药;在执行口头医嘱时必须复述确认,并保留空安瓿至手术结束。

3.2.10 及时供应术中所需物品,添加物品双人清点后及时记录,掉落的物品应集中放于固定位置,以便清点。

3.2.11 做好护理观察 包括出血、用药、输液、输血、尿量、手术体位等。发生异常情况,积极配合抢救。

3.2.12 严格执行并监督手术间所有人员的无菌操作技术、消毒隔离技术、垃圾分类等各项规定的落实。控制参观人数,保持手术间门处于关闭状态、环境整洁。

3.2.13 严格执行交接班制度,现场交接,内容包括手术物品、体位及皮肤、管路等,并做好交接记录。

3.2.14 遵循手术标本管理制度,协助洗手护士或手术医生核对病理及病理单的各项内容,确认标本来源的名称和数量,妥善管理手术标本,督促及时送检,并签字记录(参照本指南第九章 6 手术标本管理)。

3.2.15 执行护理文件书写规定,准确填写各种护理文件,并签字确认。特殊情况在护理记录单上详细描述,必要时请主刀医生签字确认。

3.2.16 巡视仪器和设备的运转情况,发现异常及时检查,必要时报修。

3.3 手术后

3.3.1 协助手术医生包扎伤口,保持患者皮肤清洁,衣物整齐,保护隐私、注意保暖。

3.3.2　检查患者皮肤如有损伤等异常情况,与手术医生共同确认,发生时,须在护理记录单上记录,并与手术医生、病房护士交接。

3.3.3　整理管路保持通畅,标识清楚,固定稳妥。

3.3.4　整理患者所带物品及护理文件,将患者安全送离手术室。

3.3.5　整理手术间,物归原处,并补充所需物品。

3.3.6　执行不良事件上报制度,及时上报与患者安全相关的事件。

4　洗手护士职责

4.1　手术前

4.1.1　查看手术通知单,了解拟实施手术名称、麻醉方式及患者相关信息(过敏史、生化检查等)、手术特殊用物,必要时参加病例讨论、访视患者。

4.1.2　备齐手术所需物品,包括无菌物品、外科洗手用品、脚蹬等。必要时请术者确认关键的器械和物品,如有疑问及时补充、更换。

4.1.3　检查手术所需无菌物品及器械的灭菌标识和有效期。

4.1.4　协助巡回护士安置患者、准备手术仪器设备等。

4.2　手术中

4.2.1　铺置无菌台前确认周边环境符合无菌技术操作要求;再次检查手术所需无菌物品及器械的灭菌标识和有效期。

4.2.2　执行外科手消毒(参照本指南第一章　3外科手消

毒),原则上提前 15~30min 刷手。

4.2.3　铺置无菌台后,检查手术器械性能、完整性。

4.2.4　执行手术物品清点制度,与巡回护士共同清点台上物品(参照本指南第五章手术物品清点)。

4.2.5　遵循无菌技术操作原则,协助手术医生进行手术区域皮肤消毒、铺置无菌单、戴无菌手套。

4.2.6　与巡回护士连接好各种手术仪器,如电刀、吸引器、超声刀、冷光源等。

4.2.7　关注手术进程,掌握手术步骤及主刀医生习惯,提前准备并正确传递手术器械,及时擦拭器械上的血渍,传递前及使用后均需检查器械完整性。

4.2.8　对正在使用的器械、纱布、纱垫、缝针等做到心中有数,用后及时收回。

4.2.9　监督手术医生对特殊器械及电外科的安全使用。

4.2.10　负责手术台上标本的管理,严格执行手术标本管理制度(参照本指南第九章 6 手术标本管理)。

4.2.11　监督手术台上人员的无菌技术操作,严格执行手术隔离技术。保持无菌区域干燥整洁、不被污染,如有或疑有污染立即更换。

4.2.12　做好标准预防,正确传递锐器,防止发生锐器伤。如为特殊感染手术,按感染类别执行 WS/T 367-2012《医疗机构消毒技术规范》相关处理规定。

4.2.13　术中原则上不调换洗手护士,特殊情况必须调换时,严格执行交接班制度,现场交接。

4.2.14　完成第四次手术物品清点后,告知手术医生手术物品数目正确、完整。

4.3　手术后

4.3.1　协助手术医生包扎伤口,清洁手术区域皮肤。正确连接各种引流袋。

4.3.2　按照本指南第九章 6 手术标本管理来处理标本。

4.3.3　遵循垃圾分类原则,锐器应放置于锐器盒内。

4.3.4　做好器械整理,及时与消毒供应人员交接。

5　手术室核心制度

5.1　目的

为保障手术患者安全,确保手术室护理工作安全、有序、规范地运行提供制度保障。

5.2　值班与交接班制度

本制度适用于手术室护理人员值班及交接班时。制度应明确但不限于以下内容:

5.2.1　各值班班次的在岗时间、值守地点或位置、职责及要求。

5.2.2　各值班班次的责任人、工作职责及要求。

5.2.3　交班和接班的责任人、时间及地点。

5.2.4　交接班的方式及要求。

5.2.5　交接的具体内容及记录方式。

5.2.6　说明不能进行交接的特殊情况。

5.2.7　发生特殊情况的应急预案。

5.3　急危重症患者抢救制度

本制度适用于病情危重,如不立即处置可能危及生命或出现重要脏器功能严重损害,或生命体征不稳定并有恶化倾向的患者救治。制度中应明确但不限于以下内容:

5.3.1　急危重症患者的定义或范围。

5.3.2　对急危重症患者的救治原则。

5.3.3　术中发生病情变化的紧急情况时上报的时机及流程。

5.3.4　组织实施抢救时的主要责任人或指挥者。

5.3.5　实施抢救时团队成员的分工和各自职责。

5.3.6　实施抢救时的具体要求,包括执行口头医嘱的管理要求、抢救物品清点及记录、使用后物品的存放等。

5.3.7　抢救过程中对抢救现场的管理要求。

5.3.8　对抢救过程记录的要求,包括记录人、记录时间、记录内容、签名等。

5.3.9　对抢救过程上报的要求,包括上报人、上报时间、上报内容、上报部门等。

5.3.10　抢救物品的管理要求。

5.4　手术安全核查制度

本制度适用于手术前、手术中及手术后手术团队成员对患者的核对过程。制度应明确但不限于以下内容:

5.4.1　手术患者安全核查的适用范围。

5.4.2　执行手术安全核查工作的责任人。

5.4.3　执行手术安全核查工作的时机及每次核查的要求。

5.4.4　规范《手术患者安全核查表》,明确手术安全核查的具体内容及核对流程。

5.4.5　手术患者安全核查工作的监管要求。

5.4.6　发生核查意外情况的应急预案。

5.5　手术患者转运交接制度

本制度适用于手术患者的转运与交接过程。制度应明确但不限于以下内容:

5.5.1　手术前及手术后转运患者的人员资质及职责。

5.5.2　手术患者转运与交接的各环节。

5.5.3　各交接环节的责任人及其职责。

5.5.4　手术患者转运与交接的场所。

5.5.5　转运患者工具及所需急救设备和药物的要求。

5.5.6　转运患者过程中必要的安全保障措施。

5.5.7　手术患者交接的具体内容及交接流程。

5.5.8　手术患者转运交接记录的内容及要求。

5.5.9　发生转运交接意外情况的应急预案。

5.6　手术物品清点制度

本制度适用于手术过程中清点手术物品的过程。制度应明确但不限于以下内容：

5.6.1　清点责任人及职责。

5.6.2　清点时机。

5.6.3　清点要求及方法。

5.6.4　清点记录的具体要求。

5.6.5　术中追加物品时的清点要求。

5.6.6　发生物品清点意外情况的应急预案。

5.7　手术中用药查对制度

本制度适用于手术中使用抗菌药物、止血药物等进行查对的过程。制度应明确但不限于以下内容：

5.7.1　查对责任人、时机、方法、内容及要求。

5.7.2　查对的记录方法或执行医嘱的记录方法。

5.7.3　执行口头医嘱的方法及要求。

5.7.4　发生用药查对意外情况的应急预案。

5.8　手术中输血查对制度

本制度适用于手术中需要输入各种血液制品时进行查对的

过程。制度应明确但不限于以下内容：

5.8.1 取血前、取血时、取血后的查对责任人、内容及要求。

5.8.2 输血前、输血时、输血后的查对责任人、内容及要求。

5.8.3 输血查对的时机、内容、方法及要求。

5.8.4 输血查对时所需要依据的医疗文件名称。

5.8.5 发生输血意外情况的应急预案及处理流程。

5.9　手术标本管理制度

本制度适用于手术标本产生、查对、处理及送检的过程。制度应明确但不限于以下内容：

5.9.1 手术标本管理的责任人及职责。

5.9.2 手术标本的产生、核对、处理、暂存、送检、交接各环节的管理责任人及管理要求。

5.9.3 手术标本暂存的位置及安全管理要求。

5.9.4 手术标本的送检时间和转运要求。

5.9.5 术中冰冻标本的产生、核对、送检、交接、接收病理诊断报告各环节的管理责任人及管理要求。

5.9.6 发生手术标本管理意外情况的应急预案。

5.10　感染预防与控制制度

本制度适用于手术中预防交叉感染及手术部位感染的过程。制度应明确但不限于以下内容：

5.10.1 感染预防与控制的责任人及监管责任人。

5.10.2 手术室环境表面清洁与消毒管理要求。

5.10.3 手术人员的着装要求。

5.10.4 手术人员手卫生的管理与监测要求。

5.10.5 手术人员管理要求。

5.10.6 手术室参观的管理要求。

5.10.7 无菌物品管理要求。

5.10.8 抗菌药物的应用及管理要求。

5.10.9 手术人员感染防护及设施配备要求。

5.10.10 各种感染手术的管理要求。

5.10.11 感染预防与控制相关培训及考核管理要求。

5.10.12 发生感染防控相关事件的应急预案。

5.11 手术室信息安全管理制度

本制度适用于手术患者、医务人员及医院相关信息的安全及保密管理。制度应明确但不限于以下内容：

5.11.1 手术室信息安全管理的责任部门及职责。

5.11.2 手术室信息安全管理涉及的范围。

5.11.3 手术患者、医务人员、医院相关信息的安全保密管理要求。

5.11.4 发生信息安全意外事件的应急预案。

6 手术室护士分层培训规范

6.1 目的

规范手术室护士在职培训内容与培训方法，明确不同层级的手术室护士应掌握的专业领域相关知识、技能和态度，为各级医院手术室护士分层培训提供指导。

6.2 层级划分

6.2.1 N0——刚进入手术室工作的护士，经过至少1年的准入培训后，能独立承担手术室护士的工作，完成一级和二级手术配合。

6.2.2 N1——完成准入培训后的手术室护士，能够胜任三级手术配合，并参与手术室护理临床教学工作和抢救配合。

6.2.3 N2——经过 N1 阶段培训后的手术室护士,能够胜任三级手术配合,并参与手术室护理教学、抢救配合和护理科研。

6.2.4 N3——经过 N2 阶段培训后的手术室护士,能够胜任四级手术、亚专科领域内的重大疑难手术以及新开展的手术配合,并参与手术室护理教学、抢救配合和护理科研和手术室护理管理。

6.2.5 N4——经过 N3 阶段培训后的手术室护士,能够引领亚专科领域护理内涵建设,能主持专科及亚专科手术的疑难护理讨论、教学查房、专科护理会诊、专科护理质量检查与评价标准修订及手术室护理管理工作。

6.3 分层培训与考核评价

6.3.1 N0 级护士

6.3.1.1 培训目标:本阶段护士的在职培训,以学用一致为原则,注重思维能力、实践能力、沟通能力、人文素养的培养,重点掌握手术室基础专业知识、基础专业技能。

6.3.1.1.1 知识目标:掌握国家相关法律、法规和部门规章。熟悉手术室护士职责、各项制度、流程、应急预案等。

6.3.1.1.2 技能目标:掌握基础护理操作技术和手术室护理操作技术,熟悉一、二级手术的洗手配合。熟悉手术室常见仪器、设备、器械的使用和保养。

6.3.1.1.3 素质目标:具备良好的职业素养、政治素养、沟通能力和服务能力等。

6.3.1.2 培训内容见表 7-1。

表 7-1 N0 级护士培训内容

专业知识	基础理论知识	疾病相关知识,如一、二级手术疾病相关知识等
		急救相关知识,如心肺复苏要点等
		核心制度,如安全查对制度、患者身份识别制度等
		职业防护,如锐器伤预防等
		感染预防与控制,如医院感染控制规范等
		相关法律、伦理,如护士条例等
		护理文件书写
	专科理论知识	局部解剖相关知识,如一、二级手术的基础解剖等
		麻醉相关知识,如常见麻醉方法及并发症护理等
		消毒隔离知识,如手卫生、无菌技术等
		常规手术方式及手术步骤,如一、二级手术步骤等
专业态度	个人素质	适应能力、压力应对等培训,如护士的压力管理与心理调适等
	职业素养	职业素质培训,如护理礼仪与职业素养等
	交流能力	交流与沟通能力培训,如护士人际沟通技巧等
专业能力	评估与干预	术前核对及准备,如手术安全核查制度等
		标准预防实践
		病情观察,如一、二级手术患者病情观察要点等
		护理服务,如手术室优质护理实践、手术室人文关怀等
		护理文件书写,如手术清点记录单的书写规范等
	专科操作	常用护理技术,如手术室无菌器械台的摆放规范等
		手术隔离技术
		消毒隔离管理
		一、二级手术洗手配合
		急救技术应用,如心肺复苏技术等

续表

专业能力	器材使用	手术耗材的正确使用,如手术缝线的类型和术中应用等
		手术器械使用及维护,如手术室常用手术器械的识别等
		手术常用仪器设备使用及维护,如手术床、无影灯的使用等
		手术急救仪器设备使用及维护,如除颤仪的使用和维护等
	专业发展	护士职业生涯规划

6.3.1.3 考核评价

6.3.1.3.1 参加护士规范化培训并完成护理部及手术室各项理论与操作考核。

6.3.1.3.2 临床实践技能培训经专科理论和相关手术配合技能考核合格后,方可轮转学习其他手术配合。

6.3.2 N1 级护士

6.3.2.1 培训目标:本阶段护士的在职培训,立足院内,重点掌握手术室专科理论和专科技能。

6.3.2.1.1 知识目标:掌握手术室各项工作职责、制度、流程、应急预案等。

6.3.2.1.2 技能目标:熟悉部分专科操作,全面掌握三级手术的洗手配合,熟悉一、二级手术的巡回配合。熟悉并掌握部分手术室各种仪器、设备、器械的使用和保养。

6.3.2.1.3 素质目标:具备良好的个人素质和职业素养、交流能力、评判性思维能力和基本临床护理的服务能力。

6.3.2.2 培训内容见表 7-2。

表 7-2 N1 级护士培训内容

专业知识	基础理论知识	疾病相关知识,如三级手术疾病相关知识等
		急救相关知识
		手术室核心制度,如患者交接制度、术前及术中安全用药制度等
		职业防护
		感染预防与控制
		相关法律、伦理、手术室专业指南、规范等
		护理文件书写,如转运交接单等
	专科理论知识	局部解剖相关知识,如三级手术的基础解剖等
		手术体位与相关并发症知识,如标准仰卧位的安置原则、并发症预防等
		麻醉相关知识,如常见麻醉方法等
		手术室感染防控知识
		常见三级手术方式及手术步骤
专业态度	个人素质	适应能力、压力应对等培训,如护士的压力管理与心理调适等
	职业素养	职业素质培训,如护理礼仪与职业素养等
	交流能力	交流与沟通能力培训,如护士人际沟通技巧等
	评判性思维	发现问题,提出意见建议,如护理评判性思维的培养
专业能力	评估与干预	术前访视及评估,如手术室术前访视流程等
		标准预防实践,如标准预防技术等
		病情观察,如三级手术患者病情观察

续表

专业能力	评估与干预	安全隐患识别及预防
		健康教育,如常见三级手术病人健康宣教等
		心理护理,常见三级手术患者围手术期心理护理等
		护理服务,如手术室优质护理实践等
		护理文件书写
		突发事件处理,如术中物品清点不清的应急处置等
		不良事件处理,如手术室不良事件上报、流程及分析等
	专科操作	手术室常用技术操作
		手术隔离技术
		手术室感染预防与控制管理
		常见三级手术洗手配合
		急诊手术配合,如硬膜下脑血肿清除术的洗手配合等
		急救技术应用
	器材使用	手术耗材的正确使用,如专科耗材的使用等
		手术器械使用及维护能力,如常见三级手术器械的使用等
		手术常用仪器设备使用及维护
		手术急救仪器设备使用及维护
		手术专科仪器设备使用及维护
		手术仪器故障处理,如能量平台的常见故障处理等
	专业发展	护士职业生涯规划
		护理质量持续改进的方法

6.3.2.3　考核评价

6.3.2.3.1　完成 N1 级人员课程培训,完成护理部及手术室各项理论与操作考核。

6.3.2.3.2　手术室 N1 级护士理论与操作考试合格后,方可进行下一能级培训,不合格者,延长培训时间,直至考核合格。

6.3.2.3.3　通过手术室独立护理工作能力考核。

6.3.3　N2 级护士

6.3.3.1　培训目标:本阶段护士的在职培训以全面提高临床护理能力为导向,巩固基础,不断提高手术室护理工作能力和护理水平。

6.3.3.1.1　知识目标:掌握手术室各项职责、制度、流程、应急预案等。

6.3.3.1.2　技能目标:掌握大部分专科操作,全面掌握常见四级手术洗手配合,熟悉部分亚专科复杂手术配合。掌握手术室各种仪器、设备、器械的使用和保养。

6.3.3.1.3　素质目标:具备良好的个人素质和职业素养、沟通协调能力、应急处理能力和评判性思维能力,具有一定的临床带教能力和手术室管理能力。

6.3.3.2　培训内容见表 7-3。

表 7-3　N2 级护士培训内容

专业知识	基础理论知识	疾病相关知识,常见四级手术疾病相关知识等
		急救相关知识
		手术室核心制度,如输血制度等
		职业防护
		感染预防与控制
		相关法律、伦理、手术室专业指南、规范等
		护理文件书写

续表

专业 知识	专科理论 知识	局部解剖相关知识,如常见四级手术的基础解剖等
		手术体位与相关并发症知识,如侧卧位的安置原则等
		麻醉相关知识,如常见麻醉相关突发事件的处置和配合等
		感染预防与控制
		常见四级手术方式及手术步骤
		复杂手术方式及手术步骤,如腹腔镜下肝切除术的手术步骤
专业 态度	个人素质	适应能力、压力应对等培训,如护士的压力管理与心理调适等
	职业素养	职业素质培训,如护理礼仪与职业素养等
	交流能力	交流与沟通能力培训,如护士人际沟通技巧等
	评判性思维	预见问题,综合分析问题能力
专业 能力	评估与干预	病情观察,如常见四级手术患者病情变化的识别等
		安全隐患识别及预防
		健康教育,如常见四级手术病人健康宣教等
		心理护理,如常见四级手术患者围手术期心理护理等
		护理服务,如手术室优质护理实践等
		术后随访
		护理文件书写
		突发事件处理,如手术患者发生电灼伤的应急处理等
		急诊手术处理,如硬膜下脑血肿清除术的巡回配合等

续表

专业能力	专科操作	手术室常用技术操作能力,如手术患者侧卧位的安置等
		手术室感染预防与控制管理
		常见四级手术洗手配合、常见三级手术巡回配合
		危重手术配合,如大面积烧伤手术患者的手术配合要点等
		急诊手术配合
		急救技术应用
	器材使用	手术耗材的正确使用
		手术器械使用及维护,如手术室显微器械的使用和维护等
		手术常用仪器设备使用及维护,如腔镜摄像系统的使用等
		手术专科仪器设备使用及维护,如宫腔镜的使用流程和注意事项等
		手术仪器故障处理,如等离子电切系统的常见故障处理等
	专业发展	教学能力,如手术室实习护生、进修生带教、N0和N1级护士带教等
		科研能力,如护理文献检索等
		护理质量持续改进工具的应用等
	护理管理	质量管理,如手术室质量检查方法等

6.3.3.3　考核评价

6.3.3.3.1　完成N2级人员课程培训,完成护理部及手术室各项理论与操作考核。

6.3.3.3.2　手术室N2级护士理论与操作考试合格后,方可进行下一能级培训,不合格者,延长培训时间,直至考核合格。

6.3.4 N3 级护士

6.3.4.1 培训目标:本阶段护士的在职培训主要培养手术室护士评判性思维能力,提高专业素质和水平,为手术室发展储备专科护理人才。

6.3.4.1.1 知识目标:掌握手术室各项职责、制度、流程、应急预案等。

6.3.4.1.2 技能目标:掌握各专科操作,全面掌握亚专科四级手术和部分疑难、复杂手术配合。掌握手术室各种仪器、设备、器械的使用和保养。

6.3.4.1.3 素质目标:具备良好的个人素质和职业素养、沟通协调能力、突发事件应急处理能力和评判性思维能力,具有一定的临床带教能力、护理科研能力和手术室管理能力。

6.3.4.2 培训内容见表 7-4。

表 7-4 N3 级护士培训内容

专业知识	基础理论知识	疾病相关知识,如四级手术和部分疑难、复杂手术疾病相关知识等
		手术室核心制度
		感染预防与控制
		相关法律、伦理,手术室新发布指南、规范、共识等
	专科理论知识	手术体位与相关并发症知识,如截石位的安置原则等
		麻醉相关知识
		四级手术方式及手术步骤
		复杂手术方式及手术步骤,如脊柱侧弯畸形矫正术的手术步骤
专业态度	个人素质	适应能力、压力应对等培训,如护士的压力管理与心理调适等
	职业素养	职业素质培训,如护理礼仪与职业素养等
	交流能力	交流与沟通能力培训,如护士人际沟通技巧等
	评判性思维	解决问题能力

专业能力	评估与干预	病情观察,如危重、疑难、复杂手术患者病情观察等
		安全隐患识别及预防
		护理服务,如手术室优质护理实践等
		突发事件处理,如手术患者术中心跳呼吸骤停应急处理、手术室停电应急处理等
		急诊手术处理
	专科操作	手术室常用技术操作,如手术患者截石位的安置等
		手术室感染预防与控制管理
		四级手术配合
		危重、疑难、复杂手术配合
		急诊手术配合
	器材使用	手术耗材的正确使用
		手术器械使用及维护,如达·芬奇机器人器械的使用和维护等
		手术常用仪器设备使用及维护,如显微系统的使用等
		手术专科仪器设备使用及维护,如神经导航仪的使用流程和注意事项等
		手术仪器故障处理,如气压弹道式体外冲击波治疗仪的常见故障处理等
	专业发展	教学能力,如手术室实习护生、进修生带教、N0、N1 和 N2 级护士带教等
		新技术实践,如手术室新技术的申报和应用等
		护理科研,如护理论文的撰写、护理科研课题申报等
		护理质量持续改进工具的应用等

续表

专业能力	护理管理	质量管理
		风险管理,如手术室风险预警管理等
		成本控制,如手术室运营成本控制与绩效管理等
		组织计划
		创新改革

6.3.4.3 考核评价

6.3.4.3.1 完成 N3 级人员课程培训,完成护理部及手术室各项理论与操作考核。

6.3.4.3.2 手术室 N3 级护士专科理论与操作考试合格。

6.3.4.3.3 主持科内护理查房、疑难手术讨论,参加护理会诊。

6.3.4.3.4 能独立完成带教工作。

6.3.4.3.5 参与科室质量检查、分析改进。

6.3.4.3.6 开展或参与新技术、新项目和护理科研。

6.3.5 N4 级护士

6.3.5.1 培训目标:本阶段护士的在职培训以突出"专"字为原则,临床、教学、科研三大任务为主线,培养手术室骨干和护理管理人员。

6.3.5.1.1 知识目标:掌握手术室各项职责、制度、流程、应急预案等。

6.3.5.1.2 技能目标:掌握各专科操作,全面掌握亚专科手术和疑难、复杂手术配合。掌握手术室各种仪器、设备、器械的使用和保养。

6.3.5.1.3 素质目标:具备良好的个人素质和职业素养、沟通协调能力、突发事件应急处理能力和评判性思维能力,具有质量管理、临床带教、护理科研等手术室综合管理能力。

6.3.5.2 培训内容见表 7-5。

表 7-5 N4 级护士培训内容

专业知识	基础理论知识	核心制度,如护理会诊制度、疑难病例讨论、护理质量管理制度等
		感染预防与控制
		相关法律、伦理,手术室新发布指南、规范、共识等
	专科理论知识	手术体位与相关并发症知识,如俯卧位等复杂体位的安置原则等
		麻醉相关知识
		手术室感染管理与防控
		复杂手术方式及手术步骤,如机器人辅助腹腔镜下肾上腺肿瘤切除术的手术步骤、冠状动脉搭桥＋换瓣术的手术步骤
专业态度	个人素质	适应能力、压力应对等培训,如护士的压力管理与心理调适等
	职业素养	职业素质培训,如护理礼仪与职业素养等
	评判性思维	交流与沟通能力培训,如护士人际沟通技巧等
专业能力	评估与干预	病情观察
		安全隐患识别及排除
		突发事件处理,如手术室突发公共卫生安全事件应急预案等
		急诊手术处理,如全主动脉弓置换术的手术配合等
	专科操作	手术室常用技术操作能力,如手术患者俯卧位等复杂体位的安置等
		手术室感染预防与控制管理
		危重、疑难、复杂手术配合,如机器人辅助腹腔镜下肾上腺肿瘤切除术的手术配合要点、冠状动脉搭桥＋换瓣术的手术配合要点等
		急诊手术配合,如全主动脉弓置换术的手术配合要点等

续表

专业能力	器材使用	手术专科仪器设备使用及维护,如达·芬奇机器人手术系统的使用流程和注意事项等
		手术仪器故障处理
	专业发展	教学能力,如手术室实习护生、进修生带教、N0~N3级护士带教等
		新技术实践,如手术室新技术的申报和应用等
		科研能力,如国家级、省级、市级护理科研课题的申报方法、标书的撰写等
		护理质量持续改进工具的应用
	护理管理	质量管理,如主持手术室护理质量持续改进项目等
		风险管理
		成本控制
		组织计划
		创新改革

6.3.5.3 考核评价

6.3.5.3.1 完成 N4 级人员课程培训,完成护理部及手术室各项理论与操作考核。

6.3.5.3.2 手术室 N4 级护士专科理论与操作考试合格。

6.3.5.3.3 独立参与护理教学和护理查房工作。

6.3.5.3.4 主持科室护理质量持续改进项目。

6.3.5.3.5 开展新技术、新项目、护理创新、院级及以上护理科研项目等护理科研。

8

第八章　感染控制管理

1 概述

1.1 目的

为手术室护士提供手术室感染控制管理的指导原则及意见,以减少感染不良事件发生,保障患者安全。

1.2 适用范围

适用于手术室、心导管室、介入室及其他实施有创检查及治疗的部门。

2 术语

2.1 污染物

污染物(fomite)指已被有活力的病原体(细菌、病毒)污染的物体,并可以将病原体继续播散给其他宿主。

2.2 医院认证洗涤机构

医院认证洗涤机构(health care-accredited laundry facility)指通过卫生主管部门审查合格的洗涤医用织物的机构,具有完善洗涤消毒管理规章制度,并定期进行人员培训及考核。

2.3 手术服装

手术服装(surgical attire)指手术区域穿着的专用工作服,包括刷手服、手术衣、外科口罩、帽子、个人防护用品、保暖夹克、外出衣等。

2.4 刷手服

刷手服(scrub attire)指进行外科无菌手术前外科手消毒时所穿着的专用洁净服装。

2.5 手术衣

手术衣(surgical gown)指针对外科手术无菌要求而设计的专用服装。其性能要求应符合 YY/T0506.2 的规定。

2.6 外科口罩

外科口罩(surgical mask)指用于覆盖住使用者的口、鼻及下颌,为防止病原体微生物、体液、颗粒物等的直接透过提供物理屏障,其性能要求应符合 YY/0469 的规定。

2.7 个人防护用品

个人防护用品(personal protective equipment,PPE)用于保护医务人员避免接触感染性因子的各种屏障用品。包括手套、护目镜、防护面罩、防水围裙、隔离衣、防护服、防护拖鞋、鞋套等。

2.8 环境表面

环境表面(environmental surface)包括固定表面和移动表面。固定表面指手术室内部建筑装修的表面,如墙面、地面、天花板、手术灯、吊塔、门、壁柜等;移动表面指非固定的设备,如麻醉机、监护仪、手术用的各种仪器、手术床、治疗车、托盘等。

2.9 环境表面清洁

环境表面清洁(environmental surface cleaning)指消除环境表面有机物、无机物和可见污染物的过程。

2.10　随时清洁 / 消毒

随时清洁 / 消毒(concurrent cleaning/disinfection)指对手术患者的体液、血液、排泄物、分泌物等造成的环境表面的污染所开展的及时清洁 / 消毒的过程。

2.11　终末清洁 / 消毒

终末清洁 / 消毒(terminal cleaning/disinfection)指每日手术结束后或感染手术结束后进行环境表面的彻底清洁 / 消毒的过程。

2.12　低度环境污染风险区域

低度环境污染风险区域(low risk of functional area)指没有患者到达或只短暂停留的区域。如无菌物品储存间、药品间、日用品库房、仪器设备间、办公室、生活区等。

2.13　中度环境污染风险区域

中度环境污染风险区域(medium risk of functional area)指有患者体液、血液、排泄物、分泌物对环境表面存在潜在污染的可能性的区域。如手术患者出入门口、患者等候区、走廊、术前准备间、复苏室、病理间等。

2.14　高度环境污染风险区域

高度环境污染风险区域(high risk of functional area)手术患者长时间停留以及患者体液、血液、排泄物、分泌物随时可能对环境表面造成污染的区域。如手术间、污物间等。

2.15　高频接触表面

高频接触表面(high-touch surface)指手术过程中被患者

的身体、手术人员的手频繁接触的环境表面,如手术床、手术床遥控器、约束带、仪器车、仪器设备、输液架、键盘、门开关、踏脚板等。

2.16　污点清洁 / 消毒

污点清洁 / 消毒(spot cleaning/disinfection)指对被患者的体液、血液、排泄物、分泌物等少量(<10ml)、小范围污染的环境表面进行的清洁与消毒处理。

2.17　消毒湿巾

消毒湿巾(disinfection wet wipes)指以无纺布等一次性使用的吸湿清洁材料为载体、含有消毒剂和表面活性剂、对环境表面具有清洁消毒作用的产品。

2.18　清洁工具

清洁工具(cleaning products)指用于清洁和消毒的用品,如抹布、地巾、水桶、家政手套、洁具车等工具。

2.19　清洁工具的复用处理

清洁工具的复用处理(reprocessing of cleaning-product)指对可重复使用的清洁工具,在其使用后或污染后进行有效地清洗与消毒的处置过程。

2.20　热力型清洗 - 消毒机

热力型清洗 - 消毒机(thermal washer-disinfector)指用于清洁工具复用处置、具有温度 - 时间窗控制的自动洗涤设备。热力消毒要求 A0 值 =600,相当于 71℃ /25min,80℃ /10min,90℃ /1min,或 93℃ /30s。

2.21 医疗废物

医疗废物（medical waste）又称为医疗垃圾。是指医疗卫生机构在医疗、预防、保健以及其他相关活动中产生的具有直接或者间接感染性、毒性以及其他危害性的废物。

2.22 感染性废物

感染性废物（infectious waste）指携带病原微生物具有引发感染性疾病传播危险的医疗废物。

2.23 病理性废物

病理性废物（pathological waste）指诊疗过程中产生的人体废弃物和医学实验动物尸体等。

2.24 损伤性废物

损伤性废物（injury waste）指能够刺伤或者割伤人体的废弃的医用锐器。

2.25 药物性废物

药物性废物（drug waste）指过期、淘汰、变质或者被污染的废弃的药品。

2.26 化学性废物

化学性废物（chemical waste）指具有毒性、腐蚀性、易燃易爆性的废弃的化学物品。

2.27 放射性废物

放射性废物（radioactive waste）指含有放射性核素或者被放射性核素污染，其放射性核素浓度或者比活度大于国家确定的清洁解控水平,预期不再使用的废弃物。根据其特性及对人体健康和环境的潜在危害程度,分为高、中、低水平。

2.28 一次性使用卫生用品

一次性使用卫生用品(use sanitary supplies at one time)指使用一次后即丢弃的,与人体直接或者间接接触的,并为达到人体生理卫生或者卫生保健目的而使用的各种日常生活用品。

2.29 一次性使用医疗用品

一次性使用医疗用品(use medical supplies at one time)指临床用于患者检查、诊断、治疗、护理的手套、吸痰管、帽子、口罩、鞋套、治疗巾等接触完整黏膜、皮肤的各类一次性使用医疗、护理用品。

2.30 一次性医疗器械

一次性医疗器械(disposable medical equipment)指《医疗器械管理条例》及相关配套文件所规定的用于人体的一次性仪器、设备、器具、材料等物品。

2.31 生活垃圾

医院内产生的生活垃圾(living rubbish)按照属性分为有害垃圾、易腐垃圾、可回收物和其他垃圾四类。

2.32 清洁区

清洁区(clean area)指进行呼吸道传染疾病手术室中,不易受患者体液、血液和病原微生物等物质污染及患者不能进入的区域,包括手术人员更衣室、休息室、餐厅等。

2.33 潜在污染区

潜在污染区(potentially contaminated area)指进行呼吸道传染疾病的手术室中,位于清洁区和污染区之间,有可能患者体液、血液和病原微生物等物质污染的区域,包括缓冲区、刷手间等。

2.34 污染区

污染区(contaminated area)指进行呼吸道传染疾病的手术室中的手术间及被患者体液、血液和病原微生物等物质污染的暂存间。包括手术间、患者通道等。

2.35 负压手术间

负压手术间(negative pressure operating room)通过特殊通风装置,使室内的空气按照由清洁区向污染区流动,手术间压力低于室外压力,所排出的空气需经处理,确保对环境无害。

2.36 医用外科口罩

医用外科口罩(surgical mask)指用于覆盖住使用者的口、鼻及下颌,为防止病原体微生物、体液、颗粒物等的直接透过提供物理屏障。

2.37 医用防护口罩

医用防护口罩(respirator)指能阻止经空气传播的直径≤5μm感染因子或近距离(<1m)接触经飞沫传播的疾病而发生感染的口罩。

2.38 气溶胶

气溶胶(aerosol)指悬浮在空气中的固态、液态或固态和液态的颗粒状物质,如粉尘、烟、雾和微生物。

2.39　三级防护

三级防护(level 3 protection)适用于为呼吸道传染疾病或疑似传染疾病者吸痰、呼吸道采样、气管插管、手术和气管切开等,有可能发生患者分泌物、体内物质喷射、飞溅等情况,污染操作人员或周围环境时,个人防护需要一次性工作帽、医用防护口罩、护目镜、防护面屏、医用防护服、一次性防渗漏隔离衣、乳胶手套、一次性防水鞋套、防水靴。若使用全面型呼吸防护器或正压式头套时,可无须戴防护眼镜和医用防护口罩。

2.40　医用防护服

医用防护服(disposable gowns)指临床医务人员在接触甲类或按甲类传染病管理的传染病患者时所穿的一次性防护用品。应具有良好的防水、抗静电、过滤效率和无皮肤刺激性,穿脱方便,结合部严密,袖口、脚踝口应为弹性收口。

2.41　负压转运车

负压转运车(negative pressure transfer car)主要由隔离舱体、转运车结构、负压生成装置、空气净化高效过滤装置和相关安全防护装备组成。用于通过气溶胶(空气)传播传染性病毒患者的隔离运送。

2.42　全面型呼吸防护器

全面型呼吸防护器(full respiratory protective equipment)指与头部密合,能遮盖住眼、面、鼻、口和下颌等部位,且可防御缺氧空气和空气污染物进入呼吸道的装备。

2.43　安全注射

安全注射(safe injection)指对接受注射者无害、实施注射操作的医护人员不暴露于可避免的危险、注射的废弃物不对他人造成危害的注射。

2.44 医疗废物包装袋

医疗废物包装袋（medical waste packaging bag）是用于盛装除损伤性废物之外的医疗废物初级包装，并符合一定防渗和撕裂强度性能要求的软质口袋。

2.45 浮游法细菌浓度

浮游法细菌浓度（airborne bacterial concentration）简称浮游菌浓度。在空气中用浮游菌采样器随机采样，经培养所得单位空气体积中的菌落形成单位的数量，代表空气中的浮游菌数（cfu/m³）。

2.46 沉降法细菌浓度

沉降法细菌浓度（depositing bacterial concentration）简称沉降菌浓度。沉降法称平板暴露法。用培养皿在空气中暴露采样，盖好培养皿后经过培养得出的菌落形成单位的数量，代表空气中可以沉降下来的细菌数（cfu/皿）。

2.47 手术间自净时间

手术间自净时间（recovery time between operations）指在正常运行的换气次数条件下，使手术间内术后废弃物已被清除后的空气含尘浓度降低约 90% 或降低到设计洁净度级别上限浓度之内所需的时间。

2.48 洁净区

洁净区（clean zone）指凡有Ⅳ级及以上洁净度要求的区域。

2.49　净化空调系统

净化空调系统（air cleaning and conditioning system）指采用以过滤除菌、除尘为主要措施，将受控区域内悬浮尘埃与微生物浓度控制到所要求水平的空气调节系统。

2.50　手术区

手术区（operating zone）指需要特别保护的包括手术台及其四边外推一定距离的区域。

2.51　周边区

周边区（surrounding zone）指洁净手术间内除去手术区以外的其他区域。

2.52　静态

静态（at-rest）指室内净化空调设施及功能齐备并运行，如有医疗设备，医疗设备已安装并可运行，但无工作人员的状态。

2.53　医务人员职业暴露

医务人员职业暴露（occupational exposure）指医务人员在从事诊疗、护理活动过程中接触有毒、有害物质或传染病病原体，从而损害健康或危及生命的一类职业暴露。分为感染性职业暴露、化学性职业暴露、放射性职业暴露及其他类职业暴露。

2.54　职业防护

职业防护（occupational protection）指在医疗护理过程中针对各种职业性有害因素采取有效措施，以保护医务人员免受其损伤或将损伤程度降至最低。

2.55 标准预防

标准预防(standard precautions)指将所有患者的血液、体液、分泌物(不包括汗液,除非被血液污染)、排泄物、黏膜及非完整的皮肤等均视为具有传染性,凡接触上述物质时应采取相应防护措施。包括手卫生,根据预期可能的暴露选用手套、隔离衣、口罩、防护鞋、护目镜或防护面屏以及安全注射等。

2.56 手术烟雾

手术烟雾(surgical smoke)指手术过程中使用高频电刀、激光刀、超声刀、动力系统等设备时,组织蛋白或脂肪受到破坏及气化所产生的烟雾。

2.57 电离辐射

电离辐射(ionizing radiation)指使原子或分子中的电子成为自由态,而发生电离现象的能量辐射,通常来自 X 射线和放射性物质等。

2.58 微生物气溶胶

微生物气溶胶(microbial aerosol)是指气溶胶中含有微生物的自身特性,包括微生物气溶胶的生物性、物理性和化学性,其感染力和毒力对呼吸道感染有非常重要的影响。

2.59 颗粒物

颗粒物(ultrafine particles)指悬浮在空气中的固态、液体或固态与液体混合的颗粒物,如粉尘、烟、雾和微生物。当量粒径小于 0.1μm(PM 0.1)的颗粒物又叫超细颗粒物。

2.60 可吸入颗粒物

可吸入颗粒物（inhalable particulate matter）是指能进入呼吸道的质量中值直径为 10μm 的颗粒物（D50=10μm）。

2.61 超高效空气过滤器

超高效空气过滤器（ultra low penetration air filter，ULPA），用于空气过滤且使用本标准规定的计数法进行试验，额定风量下未经消静电处理时的过滤效率及经消静电处理后的过滤效率均不低于 99.999% 的空气过滤器。

3 手术人员着装

3.1 目的

为医护人员在手术区域内规范穿着手术服装提供指导性意见，有助于保护患者和工作人员安全，降低手术部位感染（SSI）的风险。

3.2 着装原则

3.2.1 工作人员由专用通道进入手术室，在指定区域内更换消毒的手术服装及拖鞋，帽子应当完全遮盖头发，口罩遮盖口鼻面部。特殊手术，如关节置换等手术建议使用全围手术帽。

3.2.2 保持刷手服清洁干燥，一旦污染应及时更换。

3.2.3 刷手服上衣应系入裤子内。

3.2.4 内穿衣物不能外露于刷手服或参观衣外，如衣领、衣袖、裤腿等。

3.2.5 不应佩戴不能被刷手服遮盖的首饰（戒指、手表、手镯、耳环、珠状项链），不应化妆、美甲。

3.2.6 进入手术室洁净区的非手术人员(检查人员、家属、医学工程师)可穿着隔离衣,完全遮盖个人着装,更换手术室拖鞋并规范佩戴口罩、帽子。

3.2.7 手术过程如果可能产生血液、体液或其他感染物飞溅、雾化、喷出等情况,应正确佩戴防护用品,如防护眼镜、防护面罩等。

3.2.8 工作人员出手术室时(送患者回病房等),应穿着外出衣和鞋。

3.3 手术服装基本要求

3.3.1 刷手服所使用的面料应具备紧密编织、落絮少、耐磨性强等特点。刷手服也可使用抗菌面料来制作。

3.3.2 面料应符合舒适、透气、防水、薄厚适中、纤维不易脱落、不起静电等要求。

3.3.3 手术室内应穿防护拖鞋,防止足部被患者体液血液污染,或被锐器损伤。拖鞋应具备低跟、防滑、易清洗消毒等特点。

3.3.4 刷手服在每天使用后或污染时,应统一回收并送至医院认证洗涤机构进行洗涤。

3.3.5 洗涤后的刷手服应使用定期清洁、消毒的密闭车或容器进行存放、转运。

3.3.6 无菌手术衣应完好无破损且系带完整,术中穿着应将后背完全遮盖并系好系带。

3.4 注意事项

3.4.1 刷手服及外科口罩一旦被污染物污染或可疑污染时,须立即更换。

3.4.2 外科口罩摘下后应及时丢弃,摘除口罩后应洗手。如需再次使用时,应将口罩内面对折后放在相对清洁的刷手服口袋内。

3.4.3 工作人员穿着保暖夹克为患者进行操作时,应避免保暖夹克污染操作部位。

3.4.4 如工作人员身体被血液、体液大范围污染时,应淋浴或洗澡后更换清洁刷手服。

3.4.5 使用后的刷手服及保暖夹克应每天更换,并统一回收进行清洗、消毒,不应存放在个人物品柜中继续使用。

3.4.6 手术帽应每天更换,污染时应立即更换。

3.4.7 防护拖鞋应"一人一用一消毒"。

3.4.8 外出衣应保持清洁,定期更换、清洗、消毒。

4 手术室环境表面清洁与消毒

4.1 目的

提供手术室环境表面清洁与消毒的方法,确保手术患者安全。

4.2 管理基本要求

应结合本手术室的实际工作情况,建立组织管理体系、健全各项规章制度,明确各岗位人员的职责。

4.2.1 医院感染管理部门 应参与手术室环境表面清洁与消毒的质量监督,并定期对环境卫生服务机构人员进行业务指导。

4.2.2 手术室

4.2.2.1 应将手术室环境表面清洁与消毒的管理纳入手术室质量管理体系中。

4.2.2.2 设立专人负责管理,定期进行检查与监测,及时总结分析与反馈,发现问题应及时纠正。

4.2.3 医护人员应熟悉手术室环境表面清洁与消毒的原理

和方法,有责任参与、维护和监督管理。

4.2.3.1　负责使用中设备与仪器的日常清洁与消毒工作。

4.2.3.2　对手术过程发生的小面积患者体液、血液等污染时,应随时清洁与消毒。

4.2.3.3　负责监督、指导保洁员对仪器设备等进行清洁与消毒。

4.2.4　环境卫生服务机构(或单位内部承担部门)

4.2.4.1　保洁队伍稳定,人力配备满足需求。

4.2.4.2　应对保洁员进行上岗培训和定期继续教育,包括医院感染预防与控制的基本知识与基本技能等。

4.2.4.3　应制订标准化的清洁与消毒方法操作规程,包括:工作流程、时间和频率;清洁剂与消毒剂名称、配制浓度、监测浓度方法、作用时间以及更换频率等。

4.2.4.4　保洁人员:负责除诊疗设备与仪器以外的所有环境表面的日常清洁与消毒;在医务人员指导下对设备与仪器等进行终末清洁和消毒。

4.3　清洁与消毒原则

4.3.1　应根据不同环境污染风险区域和卫生等级管理要求,选择清洁卫生的方式、强度、频率和制剂。具体要求见表 8-1。

表 8-1　不同等级的环境污染风险区域的日常清洁与消毒管理

环境污染风险分类	不同环境污染风险区域划分	环境清洁等级分类	方式	频率	标准
低度环境污染风险区域	无菌物品储存间、药品间、库房、仪器设备间、办公室、生活区等	清洁级	湿式卫生	1~2 次 /d	要求达到区域内环境干净、干燥、无尘、无污垢、无碎屑、无异味等

续表

环境污染风险分类	不同环境污染风险区域划分	环境清洁等级分类	方式	频率	标准
中度环境污染风险区域	手术患者出入门口、患者等候区、走廊、术前准备间、复苏室、病理间等	卫生级	湿式卫生，可采用清洁剂辅助清洁	1. 物表1~2次/d 2. 地面视污染程度制订拖擦频率，不少于2~3次/d	要求达到区域内环境表面细菌菌落总数≤10cfu/cm^2，或自然菌减少1个对数值以上
高度环境污染风险区域	手术间、污物间等	消毒级	1. 湿式卫生，可采用清洁剂辅助清洁 2. 高频接触的环境表面，实施中、低水平消毒	1. 接台手术结束后 2. 当天手术全部结束后	要求达到区域内环境表面菌落总数符合GB 15982要求，不得检出目标微生物

注：各类风险区域的环境表面一旦发生患者体液、血液、排泄物、分泌物等污染时应立即实施污点清洁与消毒。

4.3.2　应采取湿式清洁方法，遵循先清洁，再消毒的原则。

4.3.3　清洁时应有序进行，遵循由上而下、由周围区到中心区、由清洁区到污染区的原则。

4.3.4　对于少量（<10ml）的溅污，先清洁再消毒；或使用消毒湿巾直接擦拭，实现清洁-消毒一步法完成。对于大量（>10ml）的溅污，先采用吸附材料覆盖、消毒清除后，再实施清洁消毒措施。

4.3.5　注意保护地面，避免塑胶地面破损而形成生物膜。碘作为一种经典的消毒成分广泛用于皮肤消毒，但具有强氧化性，易造成塑胶地板黄染、腐蚀、缺损，推荐使用可擦碘制剂。

4.3.6 对难清洁或不宜频繁擦拭的表面,采用屏障保护,推荐使用铝箔、塑料薄膜等覆盖物,"一用一更换",或一用一清洁/消毒,如电脑键盘等。

4.3.7 精密仪器设备表面的清洁与消毒时,应参考仪器设备说明书,关注清洁剂与消毒剂的兼容性,选择适合的清洁与消毒产品。

4.3.8 使用的消毒剂应现用现配。高度环境污染风险区域地面消毒采用 500~1 000mg/L 有效氯的消毒液擦拭,作用 10min,物体表面消毒方法同地面或采用 1 000~2 000mg/L 季铵盐类消毒液擦拭。

4.3.9 使用后或污染的擦拭布巾、地巾等不应重复浸泡至使用中的清水、清洁剂和消毒剂溶液中。

4.4 日常清洁与消毒

4.4.1 手术间

4.4.1.1 每日启用前:宜用清水进行物表清洁。

4.4.1.2 术中:发生血液、体液污染手术台周边物体表面、地面及设备或疑似污染时应立即对实施污点清洁与消毒。

4.4.1.3 术后

4.4.1.3.1 接台手术之间:应对手术台及周边至少 1~1.5m 范围的高频接触物表进行清洁与消毒。

4.4.1.3.2 全天手术结束:应对所有物体表面进行终末清洁/消毒(可除 2m 以上的墙面、天花板)。

4.4.1.4 每周:应对手术间所有物面(包括高空处表面)、回风口、送风口进行清洁/消毒。

4.4.2 辅助间、走廊、生活区 物体表面每天清洁至少 1~2次;地面视污染程度制订拖擦频率,每天不少于 2~3 次,保持地面干净、干燥、无尘、无污垢、无碎屑、无异味等。

4.4.3 手术患者出入门口地面 应随时保持过道地面清

洁。进入手术室的推车、医疗用品、设备等应保持清洁。

4.4.4　洗手池　有防溅设施,管道不应裸露,池壁光滑无死角,应每日清洁和消毒。

4.4.5　朊病毒、气性坏疽、呼吸道传染病及突发原因不明的传染性疾病患者手术结束后,应按《医疗机构消毒技术规范》(WS/T 367-2012)要求进行终末清洁消毒。开放性肺结核患者建议在专科医院集中收治,如需手术应安排在负压手术间进行,包括术后复苏。

4.5　清洁工具的管理

4.5.1　不同区域的清洁工具应有明确标识,区分使用。

4.5.2　清洁工具的配置数量、复用处置设施应与手术室规模相匹配。

4.5.3　擦拭布巾和地巾应选择不易掉纤维的织物,宜使用细纤维材布和脱卸式地巾。

4.5.4　复用处置方式　包括手工和机械清洗与消毒两种方法。

4.5.4.1　手工清洗与消毒

4.5.4.1.1　擦拭布巾:清洗干净,在 250mg/L 有效氯消毒剂(或其他有效消毒剂)中浸泡 30min,冲净消毒液,干燥备用。

4.5.4.1.2　地巾:清洗干净,在 500mg/L 有效氯消毒剂中浸泡 30min,冲净消毒液,干燥备用。

4.5.4.2　机械清洗与消毒:有条件的医疗机构宜采用热力型清洗 - 消毒机,将使用后的布巾、地巾等物品放入清洗机内,按照使用说明实施机械清洗、热力消毒、机械干燥、装箱备用。

4.6　质量监测

环境表面清洁质量审核方法以目测法为主,可根据实际情况选用化学法、微生物法。

4.6.1　目测法　以目测检查环境干净、干燥、无尘、无污垢、无碎屑、无异味等。

4.6.2　化学法

4.6.2.1　荧光标记法：将荧光标记在邻近患者诊疗区域内高频接触的环境表面。在环境清洁服务人员实施清洁工作前预先标记，清洁后借助紫外线灯检查荧光标记是否被有效清除，计算有效的荧光标记清除率，考核环境清洁工作质量。

4.6.2.2　荧光粉迹法：将荧光粉撒在工作区域内高频接触的环境表面。在环境清洁服务人员实施清洁工作前预先标记，清洁后借助紫外线灯检查荧光粉是否被扩散，统计荧光粉扩散的处数，考核环境清洁工作"清洁单元"的依从性。

4.6.2.3　ATP 法：应按照 ATP 监测产品的使用说明书执行。记录监测表面的相对光单位值（RLU），考核环境表面清洁工作质量。

4.6.3　微生物法　环境微生物考核方法参考 GB 15982。

5　低温灭菌技术

5.1　目的

为低温灭菌提供指导性意见，规范低温灭菌技术。

5.2　常见低温灭菌的方法

环氧乙烷气体灭菌、过氧化氢低温等离子灭菌、过氧乙酸灭菌、低温甲醛蒸汽灭菌等。

5.3　理想的低温灭菌应具备的特征

5.3.1　灭菌效果可靠　相关灭菌因子能杀灭病毒、细菌、结核分枝杆菌、真菌和芽孢。

5.3.2 穿透性强 具备穿透一般医疗器械包装材料,并渗透进器械管腔内部的能力。

5.3.3 无毒无害 对医护人员及患者无毒副作用,对环境无害。

5.3.4 可监控性 有完整的灭菌效果监测系统。

5.3.5 材料兼容性 即使经过多次灭菌,对器械的外观、功能以及包装材料无显著影响。

5.3.6 经济性 单机购置成本以及后续耗材成本价格可接受。

5.4 低温灭菌技术原则

5.4.1 耐热、耐湿的诊疗器械、器具和物品灭菌时应首选压力蒸汽灭菌法。

5.4.2 不耐热、不耐湿的诊疗器械、器具和物品进行低温灭菌时,需根据其制造商和灭菌器的说明文件选择灭菌方式及灭菌程序。

5.4.3 重复使用的诊疗器械、器具和物品,进行低温灭菌时应符合 WS/T367 的要求。

5.4.4 包装材料应符合要求,对其微生物屏障、物理化学特性、与灭菌过程的适应性等特性进行评估,选择适当的包装材料进行包装。

5.4.5 效果监测应符合 WS 310.3-2016 的要求,并根据制造商说明文件执行。

5.4.6 选定灭菌方式后,不宜频繁更换。

5.5 常用的低温灭菌方法

5.5.1 环氧乙烷气体灭菌

5.5.1.1 适用范围

5.5.1.1.1 适用于生产厂商推荐为首选灭菌方法的产品。

5.5.1.1.2 不适用于以下类别物品的灭菌:①食品类;②液体类;③油脂类;④粉剂类。

5.5.1.2 灭菌方法:执行 WS/T367

5.5.1.2.1 应按照生产厂家的操作使用说明或指导手册,根据灭菌物品种类、包装、装载量与方式不同,选择合适的温度、浓度和时间等灭菌参数。

5.5.1.2.2 灭菌程序包括预热、预湿、抽真空、通入气体环氧乙烷达到预定浓度、维护灭菌时间、清除灭菌柜内环氧乙烷气体、解析灭菌物品内环氧乙烷残留等过程。

5.5.1.2.3 灭菌后的金属及玻璃材质的物品可直接使用,其他物品灭菌后应进行解析(或灭菌程序中包含解析过程)。温度不同,解析时间不同:50℃时解析时间至少为 12h;60℃时解析时间至少为 8h;残留环氧乙烷应符合 GB/T 16886.7 的要求。若灭菌程序包含解析过程其解析过程应在环氧乙烷灭菌柜内继续进行,或放入专门的通风柜内,不应采用自然通风法进行解析。

5.5.1.3 注意事项

5.5.1.3.1 灭菌器安装应符合要求,通风良好,远离火源,灭菌器的前、后、左、右及上方各侧应预留 51cm 空间,并应安装专门的排气管道,且与大楼其他排气管道完全隔离。

5.5.1.3.2 环氧乙烷灭菌气瓶或气罐应放置在远离火源和静电、通风良好、无日晒、温度低于 40℃的环境中存放,不应置于冰箱内,并应严格执行国家制定的有关易燃易爆物品的管理要求。建议置于防爆柜中储存。

5.5.1.3.3 应对于工作环境中的环氧乙烷浓度进行实时监测和记录。

5.5.1.3.4 消毒员应经专业知识和紧急事故处理的培训。

5.5.1.3.5 应选择适宜的包装材料,不应选择棉布类包装材料。

5.5.1.3.6 职业暴露的处理：过度接触环氧乙烷后,应迅速将其移出中毒现场;皮肤接触后,用水冲洗接触处至少 15min,同时脱去污染衣物;眼睛接触液态环氧乙烷或高浓度环氧乙烷气体后应至少冲洗 10min。职业暴露后应尽快就诊。

5.5.2 过氧化氢低温等离子体灭菌

5.5.2.1 适用范围

5.5.2.1.1 适用于生产厂商推荐为首选灭菌方法的产品。

5.5.2.1.2 不适用于以下类别物品的灭菌:①植物纤维素类,如布、纸张等;②液体类,如水、液状石蜡等;③粉剂类,如滑石粉等;④有盲端的管腔类器械;⑤超过厂家灭菌使用说明范围以外的管腔类物品。

5.5.2.2 灭菌方法

5.5.2.2.1 应在专用的过氧化氢低温等离子体灭菌器内进行,每个循环周期包括准备期、灭菌期、解析期三个步骤。

5.5.2.2.2 应遵循过氧化氢低温等离子体灭菌器生产厂家的操作使用说明书。

5.5.2.3 注意事项

5.5.2.3.1 物品灭菌前应彻底干燥。

5.5.2.3.2 灭菌物品的包装材料应符合 YY/T 0698.2 的非织造布、YY/T 0698.5 复合型组合袋和重复性使用容器的要求。

5.5.2.3.3 灭菌包不应叠放,不应接触灭菌腔内壁,并遵循厂家操作使用说明书。

5.5.2.3.4 灭菌器应合法有效。

6 手术室废物的管理

6.1 目的

依据国家相关规定,做好医疗废物源头分类,规范医疗废物流程管理,防止手术产生的医疗废物处理不当造成交叉感染、环境污染以及疾病传播,确保手术安全。

6.2 分类

6.2.1 手术室的废物分为医疗废物(医疗垃圾)和生活垃圾。医疗垃圾应分别放置在黄色垃圾袋或利器盒中,生活垃圾放置于黑色垃圾袋内。

6.2.2 医疗废物(医疗垃圾)(表 8-2)

表 8-2 医疗废物分类

类别	特征	废物名称
感染性废物	被患者血液、体液、排泄物污染的废物	各种敷料、一次性卫生用品、医疗用品、一次性器械;废弃的血液、血清;术中切除不需要送检的组织等
病理性废物	手术及其他诊疗中产生的人体废弃物和医学实验动物尸体等	废弃的组织、器官;医学实验动物组织、尸体;病理切片后废弃的组织等
损伤性废物	能够刺伤或割伤人体的废弃医用锐器	医用刀片、缝合针、玻璃安瓿、克氏针、钢丝残端、钻头等
药物性废物	过期、淘汰、变质或被污染的废弃药品	各种过期、变质、被污染的药品
化学性废物	具有毒性、腐蚀性、易燃易爆性的废弃的化学物品	废弃的化学试剂、被污染的培养皿、废弃的化学消毒剂等

6.2.3 生活垃圾

6.2.3.1 有害垃圾:废电池、废荧光灯管、废胶片等。

6.2.3.2 易腐垃圾:餐饮、瓜果、花卉垃圾等。

6.2.3.3 可回收物:各种外包装材料及输液瓶(袋)等。

6.3 管理

6.3.1 制订并落实管理制度

6.3.1.1 应有对医疗废物分类、收集、转运、暂存及交接、登记的规定。

6.3.1.2 制订医疗废物流失、泄漏、扩散和意外事故的应急方案。

6.3.1.3 专人负责培训,督促相关制度落实。

6.3.1.4 医疗废物包装袋或者容器应符合《医疗废物专用包装袋、容器和警示标识标准》。

6.3.2 处理流程

6.3.2.1 手术间应放置无盖垃圾桶(袋)、锐器盒等,用于医疗废物和生活垃圾的收集。

6.3.2.2 分类放置

6.3.2.2.1 黄色垃圾袋应放置被血液、体液污染的敷料、缝线、引流管、密闭式引流瓶及杂项物品等,传染病或疑似传染病患者产生的医疗废物应当使用双层包装并及时密封。

6.3.2.2.2 黄色锐器盒应放置各类锐器。

6.3.2.2.3 黑色垃圾袋应放置未被血液、体液、排泄物污染的手术物品的外包装材料。

6.3.2.2.4 白色垃圾袋应放置未被污染的输液瓶(袋),指普通患者使用后去除输液管、针头部分,且输注液体内未添加其他药物,按可回收的生活垃圾处理。

6.3.2.2.5 手术切下不需要做病理检测的肢体等,用黄色垃圾袋包好,联系医疗垃圾回收人员及时回收,并做好登记。

6.3.2.2.6 引流液、排泄物、废化学试剂、废弃的消毒剂等液体应排入污水处理系统。

6.3.2.2.7 放射性药品应存放在防护容器中,用后剩余的药品必须清点后再存放在防护容器中,按《放射性废物安全管理条例》规定运至存放地。

6.3.2.3　每台手术结束后，及时清空手术间内所有垃圾，并注明手术间号及台次。

6.3.3　特殊情况处理

6.3.3.1　发生医疗废物流失、泄漏、扩散时，应当立即报告，并上交事件经过。

6.3.3.2　导致有人员健康损害，需要对致病人员提供医疗救护和现场救援等相应紧急处理措施。

6.3.3.3　发生医疗废物导致传染病传播，或有证据证明传染病传播的事故有可能发生时，应当按照《传染病防治法》及有关规定报告，并采取相应措施。

6.3.4　注意事项

6.3.4.1　手术室内医疗废物暂存地应远离手术区域、无菌物品储存区域及生活区。应设醒目标识，有医疗废物分类收集方法的示意图或者文字说明，且定期清洁消毒。

6.3.4.2　暂存的医疗废物应避免污染储存环境，及时运出。

6.3.4.3　从患者体内取出的内植物应按医疗废物处理。

6.3.4.4　放入包装袋或者容器内的感染性废物、病理性废物、损伤性废物不得取出。

6.3.4.5　盛装的医疗废物达到包装物或者容器的 3/4 时，应当使用有效的封口方式。

6.3.4.6　包装物或者容器的外表面被感染性废物污染时，应当对被污染处进行消毒处理或者增加一层包装。

6.3.4.7　在进行医疗废物的收集、运送、贮存、处置等工作中，出现渗漏、遗撒等情况，应立即进行污染范围的清洁、消毒。

6.3.4.8　若怀疑污染范围大或有无法控制的情况，除做好清洁、消毒工作外，需立即通知上级有关部门进行评估，并给予有效的处理。避免污染周围环境。

7 手术室感染防控监测

7.1 目的

为手术室工作人员提供清洁、消毒、灭菌效果监测方法,预防和控制手术部位感染发生。

7.2 物体表面清洁消毒效果监测

7.2.1 采样时间

清洁消毒处理后或怀疑与医院感染暴发有关时进行采样。

7.2.2 采样方法

7.2.2.1 用 5cm×5cm 灭菌规格板放在被检物体表面;用浸有无菌 0.03mol/L 磷酸盐缓冲液(PBS)或无菌生理盐水采样液的棉拭子 1 支,在规格板内横竖往返各涂抹 5 次,并随之转动棉拭子;连续采样 4 个规格板面积。

7.2.2.2 无菌操作下将手接触部分的棉拭子去除,放入装有 10ml 无菌检验用洗脱液的试管中密封送检。

7.2.2.3 注意事项

7.2.2.3.1 被采表面<100cm^2,取全部表面;被采表面 ≥100cm^2,取 100cm^2;门把手等小型物体则采用棉拭子直接涂抹物体全部表面采样。

7.2.2.3.2 采样物体表面有消毒剂残留时,采样液应含相应中和剂。

7.2.3 结果判断 细菌菌落总数 ≤5cfu/cm^2,致病性微生物不得检出。

7.2.4 监测频率 每季度或怀疑与医院感染暴发有关时进行采样。

7.3 空气消毒效果监测

7.3.1 非洁净手术室的监测

7.3.1.1 采样时间:在消毒或规定的通风换气后与从事医疗活动前采样或怀疑与医院感染暴发有关时进行采样。

7.3.1.2 监测方法:采用沉降法。

7.3.1.3 采样方法

7.3.1.3.1 室内面积 ≤30m², 设内、中、外对角线三点,内、外点应距墙壁 1m 处;室内面积>30m², 设四角及中央五点,四角的布点位置应距墙壁 1m 处。

7.3.1.3.2 将普通营养琼脂平皿(Φ9cm)放置各采样点,采样高度为距地面 0.8~1.5m。

7.3.1.3.3 将平皿盖打开,平行移动扣放于平皿旁,暴露规定时间(15min)(按结果中的单位时间)后盖上平皿盖及时送检。

7.3.1.4 注意事项:采样前,关闭门、窗,静态下,10min 后采样。

7.3.1.5 结果判断:细菌菌落总数 ≤4cfu/(15min·直径 9cm 平皿)。

7.3.1.6 监测频率:每季度一次。

7.3.2 洁净手术室及其他洁净用房的监测

7.3.2.1 采样时间:在洁净系统自净后 30min 后于从事医疗活动前采样。

7.3.2.2 监测方法:可选择沉降法或浮游菌法。

7.3.2.2.1 沉降法

7.3.2.2.1.1 细菌浓度测点数应和被测区域含尘浓度测点数相同,见表 8-3,同时应满足表 8-4 规定的最少培养皿数的要求。可参考图 8-1、图 8-2、图 8-3。

7.3.2.2.1.2 将普通营养琼脂平皿(Φ9cm)放置各采样

点,采样点可布置在地面上或不高于地面 0.8m 的任意高度上。

7.3.2.2.1.3　将平皿盖打开,平行移动扣放于平皿旁,暴露规定时间(30min)(按结果中的单位时间)后盖上平皿盖及时送检。

表 8-3　检测送风口集中布置的含尘浓度测点位置表

区域	最少测点数	手术区图示
Ⅰ级　洁净手术室手术区和洁净辅助用房局部 100 级区	5 点	
Ⅰ级　周边区	8 点,每边内 2 点	
Ⅱ~Ⅲ级　洁净手术室手术区	3 点	
Ⅱ~Ⅲ级　周边区	6 点,长边内 2 点,短边内 1 点	
Ⅳ级　洁净手术室及分散布置送风口的洁净室	测点数 = $\sqrt{面积平来数}$	

表 8-4　沉降菌最小培养皿数

被测区域洁净度级别	每区最小培养皿数(Φ90,以沉降 30min 计)
5 级	13
6 级	4
7 级	3
8 级	2
8.5 级	2

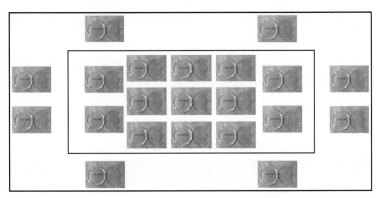

图 8-1　局部 5 级、周围 6 级沉降法采样布点

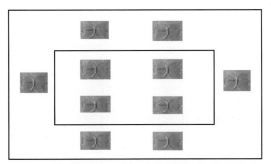

图 8-2　局部 6 级、周围 7 级沉降法采样布点

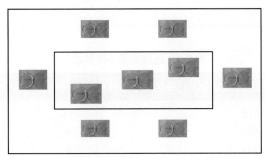

图 8-3　局部 7 级、周围 8 级沉降法采样布点

7.3.2.2.1.4 注意事项

7.3.2.2.1.4.1 应有 2 次空白对照

第 1 次：对用于检测的培养皿做对比试验，每批一个。

第 2 次：模拟操作过程做对照试验，应每室或每区 1 个对照皿，模拟操作过程，但培养皿打开后应立即封盖。两次对照结果都必须为阴性。

7.3.2.2.1.4.2 结果判定时，当某个皿菌落数太大受到质疑时，应重测；当结果仍很大时，应以两次均值为准；当结果很小时，应再重测或分析判定。当菌落数受到质疑时，应重测。

7.3.2.2.1.4.3 新建与改建验收时以及更换高效过滤器后应连续进行 3 次监测。

7.3.2.2.1.4.4 布皿和收皿的检测人员必须遵守无菌操作的要求。

7.3.2.2.1.5 结果判断：应符合表 8-5 要求。

7.3.2.2.1.6 监测频率：合理安排每次监测的房间数量，保证每个洁净房间能每年至少监测一次。

表 8-5 洁净手术室用房分级的细菌浓度

洁净用房等级	沉降法（浮游法）细菌最大平均浓度		空气洁净度级别	
	手术区	周边区	手术区	周边区
Ⅰ	0.2cfu/（30min·Φ90 皿）（5cfu/m³）	0.4cfu/（30min·Φ90 皿）（10cfu/m³）	5	6
Ⅱ	0.75cfu/（30min·Φ90 皿）（25cfu/m³）	1.5cfu/（30min·Φ90 皿）（50cfu/m³）	6	7
Ⅲ	2cfu/（30min·Φ90 皿）（75cfu/m³）	4cfu/（30min·Φ90 皿）（150cfu/m³）	7	8
Ⅳ	6cfu/（30min·Φ90 皿）		8.5	

注：1. 浮游法的细菌最大平均浓度采用括号内数值。细菌浓度是直接所测的结果，不是沉降法和浮游法互相换算的结果。

2. 眼科专用手术间周边区比手术区可低 2 级。

7.3.2.2.2 浮游菌法

7.3.2.2.2.1 细菌浓度测点数应和被测区域的含尘浓度测点点数相同,且宜在同一位置上,见表8-3。

7.3.2.2.2.2 每次采样应满足表8-6规定的最小采样量的要求,每次采样时间不应超过30min。

7.3.2.2.2.3 测点布置在距地面0.8m高的平面上。

表8-6 浮游菌最小采样量

被测区域洁净度级别	每点最小采样量 /m³(L)
5 级	1(1 000)
6 级	0.3(300)
7 级	0.2(200)
8 级	0.1(100)
8.5 级	0.1(100)

7.4 手卫生消毒效果监测

7.4.1 采样时间 执行手卫生后,在接触患者或从事医疗"诊疗"活动前采样。每季度一次,当怀疑医院感染暴发与医务人员手卫生有关时,应及时进行监测。

7.4.2 采样方法

7.4.2.1 五指并拢,用浸有含相应中和剂的无菌洗脱液的棉拭子在双手指屈面从指根到指端往返涂擦2次(一只手涂擦面积约30cm²),并随之转动采样棉拭子。

7.4.2.2 无菌剪刀剪去(或无菌方法弃去)手接触的棉签部位。

7.4.2.3 将棉拭子投入10ml含相应中和剂的无菌洗脱液试管内,立即送检。采样面积按平方厘米(cm²)计算。

7.4.3 结果判断 卫生手消毒后细菌菌落总数≤10cfu/cm²;外科手消毒后细菌菌落总数≤5cfu/cm²。

7.4.4 采样频率 每季度一次。

7.5 紫外线消毒效果监测

7.5.1 紫外线辐照度值的测定

7.5.1.1 紫外线灯辐照计测定法:开启紫外线灯 5min 后,将测定波长为 253.7nm 的紫外线辐照计探头置于被检紫外线灯下垂直距离 1m 的中央处,特殊紫外线灯在推荐使用的距离下测定。

7.5.1.2 紫外线强度照射指示卡监测法:开启紫外线灯 5min 后,将指示卡置于紫外线灯下垂直距离 1m 处,有图案一面朝上,紫外线照射 1min 后,观察指示卡色块的颜色,将其与标准色块比较,读出照射强度。

7.5.1.3 结果判定

7.5.1.3.1 普通 30W 直管型紫外线灯,新灯管的辐照强度应符合 GB 19258 要求。

7.5.1.3.2 使用中紫外线灯照射强度 $\geq 70\mu W/cm^2$ 为合格。

7.5.1.3.3 30W 高强度紫外线灯的辐射强度 $\geq 180\mu W/cm^2$ 为合格。

7.5.1.4 注意事项

7.5.1.4.1 测定时电压 220V ± 5V,温度 20~25℃,相对湿度<60%。

7.5.1.4.2 紫外线辐照计应在计量部门检定的有效期内使用。

7.5.1.4.3 指示卡应在获得卫生部消毒产品卫生许可批件,并在有效期内使用。

7.5.2 生物监测法 空气消毒效果监测,方法参照本章7.3。

7.6 小型压力蒸汽灭菌器灭菌效果监测方法

按中华人民共和国国家标准（GB/T 30690-2014）《小型压力蒸汽灭菌效果监测方法和评价要求》及中华人民共和国卫生行业标准（WS/T 367-2012）《医疗机构消毒技术规范》相关规定执行。

7.7 洁净手术室综合性能评价

应按现行国家标准《洁净室施工及验收规范》（GB50591）的有关规定执行。洁净手术部（室）的空气净化系统，至少每1~2年由有资质的工程质检部门进行环境污染控制指标的综合性能评价，并出具检测报告。包括尘埃粒子、静压差、风速。

7.8 其他

7.8.1 手术器械的清洗消毒、灭菌效果监测及各类灭菌器的使用监测符合 WS310.3 相关要求。

7.8.2 手术室日常监测

7.8.2.1 每日晨：由专业人员监测手术室温度、相对湿度、压力差并记录。

7.8.2.2 术前：专人检查（目测）限制区内环境，包括地面、台面、墙壁是否清洁有序。

7.8.2.3 每周：专人检查空气净化装置的回风口栅栏、网面清洁度。

8 职业暴露与防护

8.1 目的

指导医务人员最大限度地降低职业安全风险，有效预防职业暴露。

8.2　基本防护原则

8.2.1　建立职业暴露防护制度、工作流程及应急预案,组织培训并落实。发生职业暴露时按规定进行紧急处理、上报和追踪。

8.2.2　操作环境安全,应配有符合国家职业安全规范标准的操作工具和个人防护装备,按规范执行标准预防措施(如:口罩、手套、防护面罩、护目镜、防护服)。

8.2.3　加强对职业暴露安全防护的管理与教育,提高医务人员职业防护意识。

8.2.4　标准预防原则

8.2.4.1　既要防止血源性疾病传播,也要防止非血源性疾病传播。

8.2.4.2　既要保护医务人员,也要保护患者。

8.2.4.3　根据疾病传播特点采取相应的隔离措施。

8.2.4.4　所有医疗机构应普遍遵循标准预防原则,标准预防措施应覆盖诊疗活动的全过程。

8.3　感染性防护

8.3.1　基本防护

8.3.1.1　接触患者体液、血液、排泄物、分泌物、不完整的皮肤与黏膜或被其污染的物品时,应戴手套。接触污染物品后应及时摘除手套,洗手或手卫生消毒。

8.3.1.2　根据疾病传播途径(接触传播、飞沫传播、空气传播)(附录9),选择适宜的防护措施(如:飞沫传播医务人员佩戴医用外科口罩;空气传播医务人员佩戴医用防护口罩;患者病情允许情况下佩戴医用外科口罩)。

8.3.2　手术烟雾防护

8.3.2.1 减少烟雾的产生：使用电外科、动力系统等设备时，调节所需的工作模式、功率，以最小输出功率达到最大的功效，并及时清理电刀笔、动力系统刀头上的焦痂。

8.3.2.2 有效阻止烟雾吸入：及时吸除手术烟雾，建议使用吸烟装置密闭排烟。

8.3.3 锐器伤防护

8.3.3.1 使用后的针头应单手操作及时复帽，或使用器械辅助拆除。使用玻璃安瓿制剂时，必要时可使用砂轮等辅助用品。

8.3.3.2 禁止用手直接接触使用后的针头、缝针、刀片等锐器。不应对缝针进行矫形，应使用适宜器械（如持针器或镊子及弯盘）拿或接取。

8.3.3.3 手术台上的锐器应定位放置，规范传递，用后立即归位。采用无触式传递方法传递锐器，术毕将锐器及时放入符合标准的锐器回收器收集存放。

8.3.3.4 建议使用安全的、防锐器伤的医疗用品，如安全型留置针、钝头缝合针等。

8.3.3.5 局部伤口紧急处理原则：①戴手套者应迅速脱去手套，立即在伤口旁由近心端向远心端轻轻挤压，避免挤压伤口局部，尽可能挤出损伤处的血液。②再用大量的流动水及皂液清洗伤口，最后用 0.5% 碘伏或者 75% 酒精消毒，必要时包扎伤口。③发生锐器伤后应立即向医院相关部门报告，并按照医院锐器伤应急处置流程处理。④收集职业暴露相关信息，包括暴露源免疫状况，综合评定是否需要定期检测、随访以及预防用药。

8.4 化学性防护

8.4.1 麻醉气体防护

8.4.1.1 麻醉机管路连接紧密确保密闭性能完好。

8.4.1.2 麻醉废气排放系统功能完好。

8.4.2 标本固定液防护

8.4.2.1 标本间建议加装排风系统。

8.4.2.2 标本固定液应采用密闭容器存放,防止挥发。

8.4.2.3 标本应放入密闭防渗漏的标本容器或标本袋内。将标本固定液注入标本容器时,建议做好个人防护,如护目镜、手套、防护口罩等,防止溅洒及泄漏。如固定液溅到皮肤或眼睛,应立即彻底冲洗。若固定液溢到桌面或地面,需及时擦拭。

8.4.3 抗肿瘤药物防护

8.4.3.1 配制抗肿瘤药物的区域应为相对独立的空间,宜在Ⅱ级或Ⅲ级垂直层流生物安全柜内配制。

8.4.3.2 使用抗肿瘤药物的环境中可配备溢出包,内含防水隔离衣、一次性口罩、乳胶手套、面罩、护目镜、鞋套、吸水垫及垃圾袋等。

8.4.3.3 配药时操作者应戴双层手套(内层为 PVC 手套,外层为乳胶手套)、一次性口罩;穿防水隔离衣,隔离衣应由无絮状物材料制成,前部完全封闭;可佩戴护目镜;配药操作台面应垫以防渗透吸水垫,污染或操作结束时应及时更换。

8.4.3.4 给药时,操作者宜戴双层手套和一次性口罩;静脉给药时宜采用全密闭式输注系统,术中应用化疗药物冲洗时,应做好手术切口周围防渗透保护。

8.4.3.5 所有抗肿瘤药物污染物品应丢弃在有毒性药物标识的容器中。

8.4.3.6 如果化疗药物外溅,应立即标明污染范围,避免他人接触。如果药液溢到桌面或地面上,应立即先吸附药液后再擦拭。若为粉剂则先轻轻擦抹,并用肥皂水擦洗污染表面后,再用 75% 酒精擦拭。

8.4.3.7 抗肿瘤药物外溢时按以下步骤进行处理:①操作者应穿戴个人防护用品;②应立即标明污染范围,粉剂药物外溢应使用湿纱布垫擦拭,水剂药物外溅应使用吸水纱布垫吸附,污染表面应使用清水清洗;③如药液不慎溅在皮肤或眼睛内,应立即用清水反复冲洗;④记录外溢药物名称、时间、溢出量、处理过程以及受污染的人员。

8.5 放射性防护

8.5.1 放射线防护

8.5.1.1 使用放射设备的手术应在有放射防护的手术间进行,手术间门上应有放射警示标识。

8.5.1.2 常用防护工具:铅屏风、铅衣、铅帽、铅面罩、铅围裙、铅手套、铅围领、含铅护目镜;介入手术间加配铅悬挂防护屏或防护吊帘、床侧防护帘等。

8.5.1.3 应遵循放射线防护四要素:个人防护、屏蔽防护、距离防护、时间防护。

8.5.1.4 距离防护:手术中在不违反无菌原则的前提下应尽量远离射线发射球管,并躲避在铅屏风之后。

8.5.1.5 注重对射线的检测,必须保证受照射的剂量不超过国家规定的限值。操作人员要正确佩戴剂量计,记录接触放射线的累积量,保护操作人员的健康。

8.5.1.6 防护材料及用品国标要求每年至少自行检查2次,正常使用年限为5年。

8.5.1.7 放射性粒子取出后,收入到专用铅容器中,按照放射性医疗垃圾规范流程集中处理。

8.5.2 激光防护

8.5.2.1 激光手术的手术间门外应悬挂标识牌。

8.5.2.2 操作人员应经过培训上岗操作。

8.5.2.3 需暂停吸氧的激光手术,操作前应暂停。

8.5.2.4 激光设备不使用时应置于待机状态,以防误激发。

8.5.2.5 激光手术操作时应佩戴护目镜。

8.5.2.6 激光装备定期安全检查。

8.6 其他防护

8.6.1 噪声防护

8.6.1.1 环境应保持安静,减少噪声产生。

8.6.1.2 选择噪声小、功能好的仪器设备,并定期检查、保养。

8.6.1.3 对产生较大噪声的设备应即用即开。

8.7 注意事项

8.7.1 铅衣使用后需按要求清洁并悬挂放置,定期检测,确保在有效期内使用。

8.7.2 被液体、血液污染时应及时消毒处理。

9 手术烟雾的预防与控制

9.1 目的

了解手术烟雾的有毒成分与危害,采用有效预防与控制措施,减少手术烟雾释放和弥散,提供无烟的工作环境,避免手术烟雾的职业暴露与危害。

9.2 手术烟雾的来源

高频电刀、超声刀、能量平台、动力系统、激光仪等电外科设备,通过使用热量、超声、激光、动力等方法,在组织分离、切割、止血、血管闭合等手术操作中产生手术烟雾。

9.3 手术烟雾的成分

手术烟雾由 95% 的水、水蒸气和 5% 的颗粒等物质组成,可能含有死的或活的病毒 DNA、细菌、癌细胞、多种有毒气体化合物形成的生物气溶胶,其中有毒气体包括 CO、NO_2、SO_2、NH_3、H_2、甲烷、苯类、甲醛、氨气、氯气、氰化氢、硫化氢、一氧化氮等化合物。

9.4 手术烟雾的危害

9.4.1 释放非活性颗粒物的危害 手术烟雾释放出气体、蒸汽、液体和固体物质的混合物形成气溶胶,特别是电刀烟雾中含有大量的超细颗粒,95% 为粒径小于 $5\mu m$ 的气溶胶,可进入肺泡且难以清除,吸入肺内形成肺损伤性颗粒,可引起细支气管炎、肺气肿和肺纤维化等疾病。

9.4.2 释放有害气体的危害 手术烟雾释放的包含甲烷、乙烷、乙烯、氟化氢、一氧化碳、苯类、甲醛、氨气、氯气、氰化氢、硫化氢、一氧化氮等有害气体,从而导致人体组织缺氧,可引起头痛、头晕、流泪、恶心、咳嗽、气管炎、哮喘等系列临床症状,苯类、甲醛等可能致畸、致癌。

9.4.3 释放活性细胞病毒的危害

9.4.3.1 对手术人员的危害:激光手术烟雾中存在传染性病毒和活性细胞释放的风险,使用激光治疗疣所产生的烟雾中发现人乳头瘤病毒的 DNA;超声刀手术低温气化状态下产生的气溶胶存在携带的传染性或活性物质风险;骨科动力系统手术工具如刨削器、骨锯等,高速旋转至气化过程中产生的手术烟雾含有活性 HIV 传染性生物气溶胶,并有可能感染人类的 T 细胞。

9.4.3.2 对手术患者的危害:肿瘤切除治疗中产生的手术烟雾可能导致肿瘤细胞脱落、种植等风险。

9.4.4 人体长时间暴露的危害 人体长期吸入或接触手术烟雾的颗粒物、生物气溶胶和有害气体,职业暴露与暴露时长、有害物质的浓度、个人防护措施与个体身体免疫状况存在差异。手术产生的烟雾具有致突变性,可引起肺纤维化、肺充血、肺气肿等多种疾病。大于 5μm 或以上的颗粒物可在鼻腔、咽喉、气管、支气管壁等部位沉积,造成一系列的呼吸系统问题。

9.5　预防与控制措施

9.5.1　完善制度建设　手术室应针对产生手术烟雾的原因和危害,建立手术烟雾的预防和控制相关管理制度,制订减少手术烟雾的标准工作流程。

9.5.2　定期教育培训与考核

9.5.2.1　定期培训手术人员(手术室护士、外科医生和麻醉医生等)的手术烟雾相关知识,提高医护人员对手术烟雾来源、成分、健康危害、重要性等内容的知晓率。

9.5.2.2　定期培训手术人员排烟设备操作、高效空气过滤器(ULPA)使用和个人防护装备佩戴(医用防护口罩、护目镜等)等防烟技能。

9.5.2.3　定期考评和督查手术人员预防和控制手术烟雾的知识和技能。

9.5.3　手术烟雾的防控措施

9.5.3.1　预防和控制电外科设备操作产生的手术烟雾

9.5.3.1.1　高频电刀安全使用:手术中尽量选择使用焦烟少、性能好的高频电刀,电刀头带吸烟装置,设备操作应严格按照操作说明,根据组织类型和手术需求正确选择切割或电凝模式和技术参数,每次操作时间宜控制在 10s 内,术中应及时清理仪器上的焦痂以减少手术烟雾的产生。

9.5.3.1.2　超声刀安全使用:超声刀头接触到人体组织后产生空化效应和热效应,在空化过程中与低温效应产生雪花状气溶胶,及时调整负压吸引压力,保持微创手术穿刺孔密闭状态,宜使用带排烟功能的气腹机密闭排烟,减少超声手术烟雾在手术室环境中的释放。

9.5.3.1.3　激光仪安全使用:激光在手术切割过程中因高

温引起组织气化时释放手术烟雾,选择医用防护口罩保护呼吸、采用激光专用眼镜阻挡、ULPA 高效空气过滤器及时抽吸实施密闭排烟等,避免烟雾释放到手术室环境中。

9.5.3.1.4　动力系统安全使用:动力系统如电钻、骨锯、刨刀等,在高速旋转的过程中产生的手术烟雾,夹带组织碎片、水蒸气等形成生物气溶胶。手术中应戴护目镜,及时抽吸和密闭排烟,避免手术烟雾释放到手术室环境中。

9.5.3.2　应用设备排烟防控手术烟雾

9.5.3.2.1　排烟设备使用:在电外科设备、超声刀设备、动力系统、激光仪等使用过程中,应采用排烟捕获装置或智能手术排烟系统,操作时排烟套管头端尽可能靠近烟雾产生部位,距手术切割部位<5cm 抽吸烟雾,从源头阻断手术烟雾释放和播散。有条件的医院可配备具有高效过滤系统手术烟雾抽排设备,排气速率至少达到 31~46m/s,也可在手术间配置移动的排烟设备。

9.5.3.2.2　负压吸引器使用:手术中产生的手术烟雾,可通过负压吸引装置,无菌吸头在距离产生烟雾手术切割<5cm 位置及时抽吸,减少手术烟雾的释放和弥散。

9.5.3.2.3　洁净手术间通风技术应用:释放到手术间环境中的手术烟雾,可通过加大风量或增加换气次数 /h,及时排除手术烟雾。

9.5.3.3　微创手术防控手术烟雾措施

9.5.3.3.1　带排烟功能的双向气腹机:全自动地清除和净化腔镜手术中因使用能量器械激发产生的烟雾,使腔镜手术视野清晰。此外,光触媒多层级烟雾净化系统,可净化和清除手术烟雾中的有害物质。

9.5.3.3.2　可选择负压吸引管连接 Trocar 通气阀门口进行负压吸引,保证术野清晰,避免直接通过 Trocar 通气口释放腹腔内手术烟雾到手术间环境中。

9.5.3.3.3　腹腔镜手术放气过程中通过 ULPA 过滤系统

（或采用负压吸引）捕获所有逸出的手术烟雾,采用气腹机上的"放气模式"。关闭充气之前先关闭阀门,防止腹内压力高于气腹机压力逸出手术烟雾,将患者置于水平位置,从位于腹部最高点的切口处开始放气。

9.5.3.3.4　手术取出标本应排空腹内充气和手术烟雾;在腹部放气之前避免进行手辅助手术;在完成放气后放置外科引流管;微创器械放置孔避免端口通气,应在排气孔端口使用过滤装置排空气腹,避免手术烟雾释放。

9.5.4　标准职业防护

9.5.4.1　规范佩戴外科口罩:口罩与面部紧贴,扣紧面部,口鼻周围没有缝隙,防止常规手术烟雾经常从宽松部位进入鼻腔或口腔。

9.5.4.2　佩戴医用防护口罩:含有人类乳头瘤病毒或HIV病毒的组织上使用电外科设备产生烟雾的手术时,宜佩戴医用防护口罩。

9.5.4.3　佩戴护目镜或防护面屏:术中使用高速动力系统,激光等设备产生的手术烟雾释放与喷溅,应佩戴护目镜或防护面屏保护医务人员,避免职业暴露。

9.6　注意事项

9.6.1　采用排烟设备、过滤系统和个人防护装置应关注说明书与操作流程。

9.6.2　采用中心负压吸引器进行手术烟雾处理,末端应有过滤排放装置。

9.6.3　排烟设备使用后应进行消毒和处置,防止院内感染隐患。

9.6.4　宜根据手术类型选择排烟设备及配套耗材,如开放手术选择ULPA高效过滤器排烟设备,内镜微创手术宜采用带排烟功能的气腹机。

9

第九章　患者安全管理

1 概述

1.1 目的

为手术室护士提供手术患者安全管理的指导原则及意见，以减少不良事件发生，保障患者安全。

1.2 适用范围

手术室、门诊手术室、介入导管室、内镜检查室和可能实施手术的其他侵入性操作的所有区域。

2 术语

2.1 体核温度

体核温度（core temperature）指人体内部—胸腹腔和中枢神经的温度，因受到神经、内分泌系统的精细调节，通常比较稳定。一般不超过 37℃ ±0.5℃。核心体温可在肺动脉、鼓膜、食管远端、鼻咽部、膀胱和直肠测得。

2.2 正常体温

正常体温（normal body temperature）指临床上常用口腔、直肠、腋窝等处的温度代表体温。不同部位的正常体温有所不同，腋温为 36.0~37.0℃；口腔温度为 36.3~37.2℃；肛温为 36.5~37.7℃。

2.3 低体温

低体温（hypothermia）指核心体温 < 36.0℃即定义为低体

温。是最常见的手术综合并发症之一。

2.4　室温

室温(indoor temperature)指手术间的直接环境温度,通常在21~25℃。

2.5　强制空气加热

强制空气加热(forced-air warming)指利用对流加热学方法,用可控的方式将暖流空气分配到患者肌肤,如充气式加温仪,是一项常见的皮肤表面加温方法。

2.6　热舒适度

热舒适度(thermal comfort)指人体对周围环境温度的主观感知和满意程度,热舒适即处于冷热适宜的状态。

2.7　主动加温

主动加温(active warming)指利用加热装置产生热量应用于皮肤或其他组织的措施,包括体表加温、输液加温、体腔冲洗液加温等。

2.8　被动保温

被动保温(passive warming)指促进热量保存、减少热量丧失的措施,应贯穿于整个围手术期,包括覆盖棉毯、手术单等被服及使用人工鼻、反光毯等保温措施和使用隔热毯等隔热措施。

2.9　术前预保温

术前预保温(pre-warming)指术前患者接受主动加温措施以提高储能和低体温阈值,减少核心体温降低和热量再分布。

2.10　手术患者转运

手术患者转运（patient transport）指患者术前从病房、急诊室、监护室（intensive care unit，ICU）等区域到手术室及术后从手术室到麻醉复苏室（post anesthesia care unit，PACU）、病房、监护室的整个过程。组成要素包括：患者、转运人员、转运设备。

2.11　手术患者交接

手术患者交接（patient handover）指因手术患者发生转运，医务人员对手术患者情况的交接过程。

2.12　非计划性拔管

非计划性拔管（unplanned extubation，UEX）指插管意外脱落或未经医护人员同意，患者将插管拔除，也包括医护人员操作不当所致拔管。

2.13　输血

输血（blood transfusion）指将血液制剂通过静脉输注给患者的一种治疗方法。

2.14　术中输血

术中输血（intraoperative blood transfusion）指于患者手术过程中将血液制剂通过静脉输注给患者的一种治疗方法。

2.15　血液制剂

血液制剂（blood produce）指经严格体检合格的献血者的血液与保存液形成的制剂。

2.16　全血

全血(whole blood,WB)指血液的全部成分,包括血细胞和血浆中的所有成分。将血液采入含有保存液的血袋中,不做任何加工,即为全血。

2.17　成分输血

成分输血(component blood transfusion)指血液由不同血细胞和血浆组成。将供者血液的不同成分应用科学方法分开,依据患者病情的实际需要,分别输注相关血液成分,称为成分输血。

2.18　自体输血

自体输血(autologous blood transfusion)指采集或收集患者自体的血液或血液成分,经适当的保存或处理后回输给患者本人,以满足手术或紧急情况时需要的一种临床输血治疗技术。目前常用的自体输血有贮存式自体输血、稀释式自体输血和回收式自体输血三种方式。

2.18.1　贮存式自体输血(preoperative autologous blood donation,PABD)　指在手术前预先采集患者的自身血液(全血或血液成分)予以保存,以备手术失血较多时使用的一种临床输血治疗技术。

2.18.2　稀释式自体输血(hemodilutional autotransfusion,HAT)又称急性正常血容量血液稀释,是指在患者麻醉后手术前为患者采血并短暂储存,同时输注胶体液及晶体液维持正常血容量,手术过程中利用稀释血液进行循环,术后或术中回输存储的自体血液的一种临床输血治疗技术。

2.18.3　回收式自体输血(salvaged blood autotransfusion,SBA)指用血液回收装置,将患者体腔积血、手术失血及术后引流血液进行回收、抗凝、滤过、洗涤等处理,再回输给患者的一种临床输血治疗技术。

2.19　输血不良反应

输血不良反应(blood transfusion adverse response)指在输血过程中或输血后,受血者发生了用原来疾病不能解释的新的症状或体征,发生率约 10%。

2.19.1　发热性非溶血性输血反应(febrile non-hemolytic transfusion reaction)指通常受血者在输全血或输血液成分期间,一般在输血开始 15min~2h,或输血后 1~2h,体温升高 1℃或以上,并排除其他可能导致体温升高的原因后,即可诊断。

2.19.2　过敏性输血反应(allergic transfusion reaction)包括单纯性荨麻疹、血管神经性水肿,喉头水肿,严重者出现呼吸障碍、休克甚至死亡。

2.19.3　溶血性输血反应(hemolytic transfusion reaction)指由于免疫的或非免疫的原因,使输入的红细胞在受血者体内发生异常破坏而引起的输血不良反应。

2.20　大量输血

大量输血(massive transfusion)指 12~24h 快速输入相当于受血者本身全部血容量或更多的血液,常见于快速失血超过机体代偿机制所致的失血性/低血容量性休克、外伤、肝移植等。除了输入红细胞外,患者往往还输入了其他类型的血液制品。对婴儿的血液置换也被认为是大量输血。

2.21　加压输血

加压输血指如果术中输血不具备建立更多通道或已建立的通道输液、输血速度不能满足抢救需要时,可以进行加压输血,但应采用专门设计的加压输血器或血泵。

2.22 加温输血

加温输血指冷藏血不可随意加温,若确需对血液进行加温,只能使用专用加温装置。

2.23 无血外科手术

无血外科手术(bloodless surgery)概念是 20 世纪 70 年代提出的,它是一种富有一定理念的外科医学技术。无血手术是为了避免输血,在围手术期所采取的一系列对策和措施,最大限度减少血液丢失,在不输血情况下保证手术安全。

2.24 手术标本

手术标本指从患者身体可疑病变部位取出的组织(可采用钳取、穿刺吸取等方法)、手术切除的组织或与患者疾病有关的物品(如结石、异物),并需进行病理学检测,以便明确病变性质、获得病理诊断。

2.25 活体组织标本检查

活体组织标本检查指对所有活体组织标本进行病理诊断的方式。

2.26 术中冰冻标本检查

术中冰冻标本检查是通过冰冻切片的方法,在短时间内(30min)作出初步病理诊断的方式。主要用于手术中的快速诊断参考,为临床手术治疗提供及时的依据。

2.27 标本处理者

标本处理者指对送检手术标本进行核对、固定等操作的责任人,应为有资质的医护人员,包括手术医生、手术室护士。

2.28　火灾

火灾指在时间和空间上失去控制的燃烧所造成的灾害。火灾发生的三个基本要素为：起火源、助燃剂、燃料。起火源包括电路、大功率加热设备、电外科设备、激光等。助燃剂包括氧气和氧化亚氮等。燃料包括酒精或含酒精的消毒剂、敷料等。

2.29　手术室火灾

手术室火灾指手术部(室)内发生的火灾,常见原因有人员的不安全行为、物品的不安全状态及设备故障。

2.30　燃烧

燃烧指可燃物与氧化剂作用发生的放热反应,通常伴有火焰,发光和/或发烟的现象。

2.31　灭火

灭火即以人为的方式隔离或终止燃烧所需的三种要素中的任何一种,即可终止反应。如切断燃烧源、人为降温或人为隔绝空气都是灭火的有效方式。

2.32　消防设施

消防设施指火灾自动报警系统、自动灭火系统、消火栓系统、防烟排烟系统以及应急广播和应急照明、安全疏散设施等。

2.33　灭火剂

灭火剂指能够有效地在燃烧区破坏燃烧条件,达到抑制燃烧或中止燃烧的物质。

2.34 消防产品

消防产品指专门用于火灾预防、灭火救援和火灾防护、避难、逃生的产品。

2.35 静脉血栓栓塞症

静脉血栓栓塞症(venous thrombo-embolism,VTE)指血液在静脉腔内不正常的凝结,使血管完全或不完全阻塞,属静脉回流障碍性疾病。静脉血栓栓塞症包括深静脉血栓(deep vein thrombosis,DVT)、肺动脉栓塞(pulmonary embolism,PE)。

2.36 深静脉血栓

深静脉血栓(DVT)指血流在深静脉内不正常的凝结形成血凝块,阻塞静脉管腔,导致静脉回流障碍,是临床常见的周围血管疾病。通常好发于下肢,也可发生于上肢等其他部位。

2.37 间歇式充气压力装置

间歇式充气压力装置(intermittent pneumatic compression,IPC)将充气带固定于脚踝至大腿处,通过加压泵在充气腿套中反复充、放气,在脚踝、小腿和大腿处施加压力,以模仿骨骼肌以波浪形泵血的形式加强腿部深静脉的血液流动,促进血液回流,防止凝血因子因血流缓慢而聚集黏附血管壁,达到预防DVT的目的。

2.38 手术患者意外伤害

手术患者意外伤害是指因意外导致手术患者身体受到伤害的事件。意外是指外来的、突发的、非本意的、非疾病的患者身体受到伤害的客观事件。

2.39 坠床

坠床是指患者从手术床或运输工具上意外坠落。

2.40 跌倒

跌倒是指患者在手术室或转运途中意外倒于地面或比初始位置更低的平面。

2.41 低温烫伤

低温烫伤指患者皮肤长时间接触高于体温的物体表面而造成的烫伤。

2.42 灼伤

灼伤指由于热力或化学物质作用于身体,引起局部组织损伤。

2.43 冻伤

冻伤指由于寒冷、潮湿、化学物质作用等低温因素,造成局部和 / 或全身组织的损伤。

2.44 医疗器械相关性损伤

医疗器械相关性损伤指用于手术治疗或诊断的医疗器械持续压迫局部皮肤、黏膜、组织、器官等导致的局限性损伤。

2.45 医用粘胶相关皮肤损伤

医用粘胶相关皮肤损伤(medical adhesive related skin injury)是指在移除医用粘胶后,局部出现的持续 30min 甚至更长时间的红疹和 / 或其他皮肤异常,包括但不限于水疱、大疱、糜烂或撕脱等。

2.46　烧伤

烧伤一般指由于热力如沸液(水、油、汤)、炽热金属(液体或固体)、火焰、蒸汽和高温气体等所致的体表组织损害。严重者可伤及皮下组织、肌肉、骨骼、关节、神经、血管,甚至内脏。

2.47　药品

药品(medicines)是指用于预防、治疗、诊断人的疾病,有目的地调节人的生理功能并规定有适应证或者功能主治、用法和用量的物质,包括中药材、中药饮片、中成药、化学原料药及其制剂、抗生素、生化药品、放射性药品、血清、疫苗、血液制品和诊断药品等。

2.48　高警示药品

高警示药品(high-alert medication)是指一旦使用不当发生用药错误,会对患者造成严重伤害,甚至会危及生命的药品。

2.49　精神药品

精神药品(psychotropic substances)是指直接作用于中枢神经系统,使之兴奋或抑制,连续使用能产生依赖性的药品或者物质,包括兴奋剂、致幻剂、镇静催眠剂等。依据精神药品使人产生的依赖性和危害人体健康的程度,将其分为第一类精神药品和第二类精神药品。

2.50　麻醉药品

麻醉药品(drug)是指连续使用后易产生生理依赖性、能成瘾癖的药品,包括阿片类、可卡因类、大麻类、合成麻醉药类及国家卫健委指定的其他易成瘾癖的药品、药用原植物及其制剂。

2.51 预防性抗生素

预防性抗生素（preventive antibiotics）是指为预防手术后切口感染、手术部位感染和术后可能发生的全身性感染而使用的抗生素。

2.52 医用耗材

医用耗材（medical consumables）是指经药品监督管理部门批准的，使用次数有限的消耗性医疗器械，包括一次性医用耗材和可重复使用医用耗材。应根据《医疗器械分类目录》明确为Ⅰ级、Ⅱ级和Ⅲ级风险，分类管理。

2.53 一次性医用耗材

一次性医用耗材（disposable medical consumables）指使用一次后即丢弃的，与人体直接或间接接触的，并为治疗或诊断目的而使用的各种医疗卫生用品。

2.54 高值医用耗材

高值医用耗材（high-valuemedical consumables）是指直接作用于人体、对安全性有严格要求、临床使用量大、价格相对较高、群众费用负担重的医用耗材。

2.55 复用医用耗材

复用医用耗材（regenerated medical consumables）指可回收、并经规范处理后可以循环使用的医用耗材，如手术器械等。

2.56 医用耗材供应链管理

医用耗材供应链管理（supply chain management of medical consumables）是一种全新的医用耗材医院管理体系，指耗材在院内的供应（supply）、加工（processing）、配送（distribution）等物流的集中管理模式，简称 SPD。

2.57　压力性损伤

压力性损伤（pressure injury）是指皮肤和 / 或皮下组织的局限性损伤，由压力或压力合并剪切力作用所致。压力性损伤通常发生在骨隆突处部位，也可能与医疗器械或其他物体有关。

2.58　术中获得性压力性损伤

术中获得性压力性损伤（intraoperative acquired pressure injury，IAPI）指患者在实施手术过程中发生的压力性损伤。

2.59　麻醉风险分级

麻醉风险分级（anesthesia risk rating）指麻醉前根据患者体质状况和对手术危险性进行的分类，常分为五级。

2.60　带入压力性损伤

带入压力性损伤（pressure injury existed）指在手术室外发生的，患者带入到手术室护理单元的压力性损伤。

2.61　器械相关性压力性损伤

器械相关性压力性损伤（medical device-related pressure injury，MDRPI）是指以使用诊断或治疗为目的的器械所致的，或非医疗器械（如床上杂物、家居）持续接触皮肤和皮下组织造成的压力性损伤，由此产生的压力性损伤通常与器械的样式或形状符合。

2.62　黏膜压力性损伤

黏膜压力性损伤（mucosal pressure injury）是由于使用医疗器械导致相应部位黏膜出现的压力性损伤。因这些损伤组织的解剖特点,无法进行分期。

2.63 手术体位微调整

手术体位微调整(micromovement of the operative position)指在手术许可前提下,术中对患者体位受压部位实施的局部减压护理,如采用抬高头面部、悬浮肢体、微调手术床角度等措施变换受压部位。

2.64 质量控制指标

质量控制指标(quality control index)是指为达到质量要求所采取的作业技术和活动,是质量管理的一部分,通过直接监测与分析质量控制指标,提供科学的管理策略,满足或提高质量管理要求。

2.65 结构指标

结构指标(structure indicators)是构成工作质量的基本要求,包括人员、资金、技术、设备、物资的数量与质量、环境与设施、时间与信息等要素。

2.66 过程指标

过程指标(process indicators)是指过程满足管理需要或潜在需要的特征和特性的总和,也可以说是过程的条件与活动满足要求标准。

2.67 结果指标

结果指标(outcome indicators)是指服务的最终结果。是多种质量特性和质量内涵的综合体现。

2.68 手术安全核查

手术安全核查(surgical safety check)指由具有执业资质的

手术医师、麻醉医师和手术室护士三方,分别在麻醉实施前、手术开始前和患者离开手术室前,共同对患者身份和手术部位等内容进行核查的工作。

3 术中低体温预防

3.1 目的

为手术室护士提供手术患者体温护理管理的实践指导原则,以维持患者正常体温,防止术中低体温的发生。该指导原则针对计划外低体温的预防,计划内或治疗性低体温不在该指南范围内。

3.2 低体温发生的原因

3.2.1 麻醉因素 麻醉因素包括麻醉方式、麻醉平面、麻醉时间及麻醉药物等。如麻醉药物可抑制血管收缩,抑制机体对温度改变的调节反应,导致患者体温调节障碍。

3.2.2 手术因素 手术因素包括手术分级、手术类型、手术时间、手术冲洗、术中输液 / 输血等。

3.2.2.1 手术操作导致的固有热量流失:长时间手术,使患者体腔与冷环境接触时间延长,机体辐射散热增加。

3.2.2.2 手术中静脉输注未加温的液体、血制品。

3.2.2.3 手术中使用未加温的冲洗液。

3.2.2.4 手术分级:手术分级越高,患者围手术期低体温发生率越高。

3.2.2.5 手术类型:开放性手术低体温的发生率高于微创手术。

3.2.3 手术室温度因素 手术间内温度低于 21℃会使低体温发生风险增高。

3.2.4 患者因素 包括年龄、体重指数（BMI）、ASA分级、基础体温及合并症。新生儿、婴幼儿、老年患者、严重创伤、大面积烧伤、虚弱、肥胖、合并各类代谢性疾病（如糖尿病合并神经病变等）等均为发生低体温的高危人群。

3.2.5 其他因素 术前禁食禁饮、皮肤消毒、术中CO_2的注入、患者紧张等因素均会对体温产生影响。

3.3 低体温对机体的影响

3.3.1 心血管系统 抑制窦房结功能，引起室性心律失常、房室传导阻滞、血压下降，严重时可引起心室颤动、心搏骤停等；增加外周血管阻力，增加心肌做功和耗氧，引起心肌缺血。

3.3.2 中枢神经系统 降低中枢神经系统的氧耗和氧需，减少脑血流量，降低颅内压，当人体核心温度过低时，可能影响脑功能，甚至导致意识丧失。

3.3.3 内分泌系统 抑制胰岛素分泌，增加甲状腺素和促甲状腺素的分泌，肾上腺素、多巴胺等儿茶酚胺水平随体温降低而增加。

3.3.4 血液系统 低体温使患者机体循环血流减慢，血小板数量和功能减弱，凝血物质的活性降低，抑制凝血功能，增加手术出血量；周围血管收缩、静脉淤滞、循环血量减少、组织缺血缺氧，进而造成组织糖酵解途径增加，乳酸堆积，增加深静脉血栓形成的风险；外周血管收缩致血流量减少，抑制组织对氧的摄取，从而增加外科手术部位感染的风险。

3.3.5 其他

3.3.5.1 导致患者寒战，耗氧量增加。

3.3.5.2 改变药物代谢周期：增加肌肉松弛药物的作用时间，延长麻醉后苏醒时间。

3.3.5.3 低温可使肾血流量下降，pH值升高以及呼吸减慢等。心血管系统并发症如室性心律失常、房室传导阻滞、血压下降,严重时可引起心室颤动、心搏骤停等。

3.4　预防措施推荐意见

推荐意见	证据等级	推荐级别
术前预防措施		
(1)风险评估,识别风险人群		
1)手术前评估患者基础体温、热舒适度和基本情况,特别关注特殊高危人群。热舒适可通过冷不舒适量表(见附录10)进行评估。	2b	B
2)建议通过患者的手术类型、手术方式、患者年龄、性别、体重指数(BMI)、预计术中输液量、预计术中冲洗液量、麻醉方式、ASA分级、麻醉时间、保温方式、基础核心体温、手术间环境温度等综合因素进行低体温发生风险的评估。	2b	B
(2)根据评估情况提供预防措施		
1)建议患者及家属参与体温管理。对择期手术患者进行术前访视时,告知患者和家属做好体温保护的重要性。	2b	A
2)接手术患者时,建议病房床旁测量并记录体温1次。	2b	B
3)转运途中盖好被服,注意保温。术前已应用主动加温装置的患者,在转运途中不应中断。	2b	B
4)手术等候区环境温度应≥23℃,且应配备保温和加温设备。针对特殊高危人群,等候区室温可适度调高至24~26℃,并建议采取主动加温措施。若患者等候时间超过30min,建议至少测量并记录体温1次。	5b	A
5)对体温低于36℃的手术患者和通过评估确定为发生低体温的高危人群,建议使用辅助加温设备,如充气式加温装置等进行全程主动加温。	2b	B
6)婴幼儿手术前,预保温30~60min可有效降低围手术期低体温发生,推荐根据具体情况选择保温帽、充气式加温装置或温箱等设备。	5b	A

续表

推荐意见	证据等级	推荐级别
术中预防措施		
(1)体温监测		
1)针对低体温高危人群,建议15~30min测量并记录体温一次。	2b	B
2)对手术时长超过2h的全麻患者在手术允许的情况下推荐监测鼻咽温度或鼓膜温度。	1b	A
3)当术中患者核心体温低于35.5℃,需要密切关注、持续进行监测并采取主动加温措施直至复温成功。	2c	B
(2)环境温度		
1)手术间温度设置在21~25℃,儿童等低体温高危人群手术间温度可在23~25℃。	1b	A
2)进行皮肤消毒前至铺置好无菌手术单期间,适度提高室温,并减少不必要的暴露。	1b	A
(3)主动加温		
1)手术室内应配备加温毯、液体加温仪、温箱等数量充足的主动加温设备。	5b	A
2)对患者进行主动加温时首选充气式加温装置。	2b	B
3)手术时长超过2h的手术患者,建议入室时即刻为患者采取主动加温保护措施。	5b	A
4)建议对术中使用的静脉液体、冲洗液体、气体等进行加温及保温管理。如采用恒温箱等进行输注液体预加温,确保输液前液体加温至37~38℃;输注的血液制品,建议使用血液加温仪,且温度不得高于37℃,禁止水浴、微波加热等加温血液制品;建议冲洗液加温至38~40℃;患者吸入的氧气和气腹所用的CO_2可适当加温。	1a	A
(4)被动保温:被动保温应贯穿于整个围手术期。包括覆盖棉毯、手术单等被服于非手术部位及使用人工鼻、反光毯等保温措施和使用隔热毯等隔热措施。	5b	A

续表

推荐意见	证据 等级	推荐 级别
(5)建议术中根据情况采用上述复合保温措施对患者进行保温,并注意有无禁忌证。	2b	A
术后预防措施		
(1)麻醉恢复室体温管理		
1)所有患者均需采取被动保温措施,如覆盖棉毯等。	2b	A
2)若患者体温<36℃,应立即启用主动加温措施,建议采用充气加温装置,其他措施包括使用输液加温设备等,直至患者体温恢复正常。	5b	A
(2)术后转运		
1)所有患者转运时均需注意保暖,覆盖好被服。	2b	A
2)若体温<36℃或术中曾<36℃的手术患者,建议持续进行主动加温。	5b	A
3)针对特殊人群建议使用合适的保温和升温方法,如早产儿的转运建议使用暖温箱。	2b	A
4)做好交接工作,特殊患者应告知病房/ICU护士,患者术中体温变化情况。	5b	B
(3)鼓励患者及家属参与体温保护。	5b	B
(4)术后回访时,关注患者热舒适度和寒战发生情况。	3b	B

3.5　注意事项

3.5.1　根据患者具体情况,合理选用主动加温(充气式加温装置、加热的液体或气体)和被动保温(被褥、手术铺巾、保暖衣物的覆盖)措施。

3.5.2　在使用加温冲洗液前需再次确认温度。

3.5.3　应使用安全的加温设备,并按照生产厂家的使用说明进行操作,避免对患者造成损伤。

3.5.4　不建议使用加温后的袋装/瓶装液体给患者保温。

3.5.5　使用充气式加温装置时,软管末端空气温度极高,容易造成患者热损伤。不能在没有加温毯的情况下直接加温或使用中软管与加温毯分离。

3.5.6　加温后的静脉输液袋或灌洗瓶的保存时间应遵循静脉输液原则及产品使用说明。

3.5.7　使用加温设备需做好体温监测及交接班工作。

3.5.8　加强护士培训,掌握预防手术患者低体温及加温设备使用的相关知识。

3.5.9　加温使用的仪器设备应定期检测、保养和维护,保障患者安全。

4　手术患者转运交接

4.1　目的

为手术患者转运和交接提供指导性意见,明确手术患者转运的原则、方法及交接注意事项,保障患者安全,避免发生不良事件。

4.2　手术患者转运交接原则

4.2.1　转运人员应为经过医院培训考核后取得转运资质的人员。

4.2.2　转运前应确保患者身份正确。

4.2.3　转运前应确认患者的病情是否能耐受转运。

4.2.4　转运应根据患者病情选择合适、安全的转运方式和适合的转运工具。

4.2.5　转运前应确认转运所需携带的医疗设备及物品,并确认功能完好。

4.2.6　转运中应将患者固定稳妥,确保安全,注意观察病情变化,注意隐私保护和保暖。

4.2.7 交接过程中应明确交接内容及职责,并按《手术患者交接单》记录。

4.3 手术患者转运交接推荐意见

推荐意见	证据等级	推荐级别
一、转运		
(一)转运人员		
1. 人员数量及资质		
(1)负责患者转运人员应数量充足、职责明确。	5b	B
(2)应根据患者体重,适当增加转运人员。	5b	B
(3)三、四级手术术后患者和全麻术后患者不应交由第三方人员独自转运;四级手术患者在术后首次转运过程中应由参与手术的医师全程陪同。	5b	A
(4)其他患者根据病情、麻醉状况等,必要时配备手术医师、麻醉医师、护士等医护人员。	5b	B
(5)参与手术患者转运的医护人员应具备确保患者生命安全的能力,熟悉应急预案,能够应对转运中出现的并发症和意外,具有识别危机情况并及时呼救的能力,熟悉转运设备的使用方法。	5b	A
2. 人员职责分工		
(1)若麻醉医师参与转运,应负责评估术后患者转运时机。	5b	A
(2)若手术医师参与转运,应为转运交接工作的决策者,负责统筹转运的整个过程。	5b	A
(3)参与转运的人员应熟悉转运路径,各类所需物品及处理。	5b	A
3. 人员培训		
(1)转运人员独立承担转运工作前,应接受培训并通过考核。	5b	A

推荐意见	证据等级	推荐级别
(2)培训由手术室及相关部门的管理人员共同组织。	5b	A
(3)培训内容包括转运工作内容、操作流程及标准,以及转运设备应用和应急预案等。	5b	A
(二) 转运工具、设备及药品		
1. 转运工具应满足　①有脚轮,具备锁定及解锁功能;②有护栏及束缚带,护栏高度适宜且可以放下;③床垫具有一定摩擦力和厚度;④有液体悬挂装置;⑤床面高度可调整;⑥可容纳氧气、监护等设备;⑦能满足超重、特殊体位等患者需求。	5b	A
2. 根据手术患者病情,配备转运设备及药物　包括但不限于气道设备和辅助供氧装置、氧气支持和机械通气设备、便携式监护设备及转运床、便携式吸引装置、除颤设备、镇静催眠类药物及抢救用药;专科手术特殊用药如吸入性肺动脉血管扩张剂等。	5b	A
3. 应根据转运设备的使用说明书,建立清洁、消毒制度并落实,且定期维护、保养转运设备,使其处于功能完好备用状态。	2d	A
4. 应定期对转运设备及工具进行风险评估,及时处理各种风险。	1a	A
(三) 转运流程		
1. 转运前准备		
(1)转运风险评估与管理		
1)病情评估与管理:转运前由转运科室的医护人员评估患者病情及转运过程中的风险,以确定转运人员组成及数量、所携带仪器设备、药品等。	5b	A
2)管路评估与管理:转运前应检查输液、冲洗、引流等管路,确保管路的可用性,按要求在管路上粘贴明确的标识且有效固定,输液、冲洗液余量充足。	5b	A

续表

推荐意见	证据等级	推荐级别
3)路线评估与制订:转运前应制订明确的转运路线,确保转运途径通畅,优先考虑最短且安全的路线。	5b	A
(2)常规手术患者转运		
1)接术前患者		
①巡回护士确认手术患者信息并通知病房。	5b	A
②病房护士确认手术患者术前准备已完成。	5b	A
③转运人员确认转运工具处于安全备用状态,确认患者过床方式安全。	2d	A
④将患者安全转移至转运车上,注意各类管路的妥善固定与保护。	5b	A
2)送术后患者		
①手术医师、麻醉医师和手术室护士三方共同确认手术安全核查无误。	5b	A
②转运人员与手术室护士共同核对患者信息、患者去向及带出手术室用物。	5b	A
③转运人员确认转运工具处于安全备用状态,确认患者过床方式安全。	2d	A
④将患者安全转移至病床上,注意各类管路的妥善固定与保护。	5b	A
(3)急危重症手术患者转运		
1)参照但不限于常规手术患者转运相关准备要求,进行急危重症手术患者的转运。	5b	A
2)应针对患者情况与接收科室人员进行沟通,以便接收科室提前做好准备。	5b	A
3)对患者的生命体征、转运风险等进行评估,识别潜在风险,并做好应急预案。	5b	A
4)确认急救药物、生命支持设备等处于完好备用状态。	5b	A

推荐意见	证据 等级	推荐 级别
2. 转运中管理		
(1)若患者具备自主活动能力,在移动过程中,应有医护人员在旁守护。	5b	A
(2)在搬运患者前,应将手术床/病床及转运车锁定制动,确认患者过床方式安全。	4d	A
(3)转运患有传染类疾病(空气、飞沫或接触传播)的手术患者,参与转运的人员应采取预防措施,穿戴个人防护装备,包括但不限于手套、外科口罩、N95口罩、护目镜等。与患者接触的人员不应直接触摸电梯按钮等环境表面,转运路线应预先规划,减少人员接触。	5b	A
(4)转运中患者保护		
1)转运人员若为一人,原则上应在患者头侧。	5b	A
2)转运人员若为多人,应安排好站位,确保始终有人守护在患者头侧,及时识别并传达潜在的风险,以便及时应对。	5b	A
3)转运过程中有坡道时,应保持患者头部处于高位。	5b	A
4)使用电梯时,应将患者头部朝向电梯内侧送入。	5b	A
5)患者身体的任何部位不可伸出转运车外。	5b	A
6)转运途中避免速度过快、转弯过急,以防意外伤害。	5b	A
7)转运过程中做好患者的体温保护。	3e	A
8)转运过程中应确保患者隐私和尊严得到充分维护。	3e	A
(5)转运中仪器设备和药品管理		
1)转运途中移动监护仪、药品、辅助通气设备应放置在患者头侧,以便观察病情变化、给药和通气。	5b	A
2)遵医嘱准备便携式吸引装置和物品、辅助通气设备、氧气装置、监护设备、除颤设备,确保氧气充足,设备功能完好、电量充足。	5b	A

续表

推荐意见	证据等级	推荐级别
3. 转运后物品整理		
(1)转运车擦拭消毒,转运被单一人一换。	5b	A
(2)转运所用仪器设备按要求消毒后收纳整齐,并登记。	5b	A
二、交接		
(一)常规手术患者交接		
1. 术前患者		
(1)患者在病房时,转运人员与病房护士共同确认患者信息及带入手术室的用物。	5b	A
(2)患者入手术室后,手术室护士应按要求正确核对手术患者信息,并确认带入用物。	5b	A
(3)鼓励患者参与信息核对。	5b	A
2. 术后患者		
(1)建立标准交接流程,可应用结构化的交接清单或借助信息化管理,记录交接信息,准确交接带出用物。	2a	A
(2)交接时应先完成通气设备、监测导线连接等重要工作后,再开始进行交接。	5b	A
(3)交接工作应在床旁进行,交接双方对交接内容进行逐项核对,确保转运安全和患者相关信息传递无误,包括患者病史、生命体征等的口头和书面说明。	5b	A
(二)急危重症手术患者交接		
1. 术前患者		
(1)参照但不限于常规手术患者术前交接相关要求。	5b	A
(2)鼓励患者或患者家属参与信息核对。	5b	A
2. 术后患者		
(1)参照但不限于常规手术患者术后交接相关要求。	5b	A
(2)交接设备和信息前,所有关键人员(包括外科医师、麻醉医师、ICU/病房主治医师、ICU/病房护士)均应在场。	5b	A

续表

推荐意见	证据等级	推荐级别
(3)急危重症患者的交接工作应由转运人员共同完成,交接工作不得影响患者的安置及处理。	5b	A
三、安全管理		
1. 创建手术患者安全转运的文化氛围,转运人员应迅速识别、解决转运相关危险因素,并及时上报相关不良事件。	5b	A
2. 转运相关不良事件包括患者不良事件,如跌倒、坠床、非计划性拔管、肢体挤压等,还包括发生在转运人员中的不良事件。	4a	A
3. 针对不良事件进行讨论与原因分析,辨别人为因素与系统因素。	5b	A
4. 建立患者转运评价标准,定期评估和督查患者转运质量,针对安全问题,进行持续质量改进。	5b	A

4.4　注意事项

4.4.1　根据手术患者病情,确定转运人员、交接时间、转运接收科室、接收人员、医疗设备、药物及物品等。

4.4.2　特殊感染手术患者转运应遵循《医疗机构消毒技术规范》WS/T367-2012 做好各项防护措施。

4.4.3　做好突发事件应急预案的相应措施。如突遇设备故障、电梯故障,备好相应的急救用物和紧急呼叫设备。

5　术中输血护理操作

5.1　目的

5.1.1　维持血容量　补给血量,维持血容量,提高血压以抗休克和防止出血性休克。

5.1.2　纠正红细胞减少　可供给具有携氧能力的红细胞以纠正因红细胞减少或其携氧能力降低所导致的急性缺氧血症。

5.1.3　纠正凝血功能　补充各种凝血因子以纠正患者的凝血功能障碍。

5.2　操作要点

5.2.1　取血流程

5.2.1.1　医护人员凭取血单,携带取血专用箱到输血科(血库)取血。

5.2.1.2　取血与发血的双方必须共同查对患者姓名、性别、病案号、门急诊/病室、床号、血型有效期及配血试验结果,以及保存血的外观(检查血袋有无破损渗漏,血液颜色、形态是否正常)等,核对准确无误后,双方共同签字后方可发出。

5.2.2　输血流程

5.2.2.1　取回的血液制剂应由有执业资质的医生和巡回护士核对,首先,双方确认取回的血液制剂是否为此手术间患者的血液制剂,然后,参照5.2.1.2核对相关信息。

5.2.2.2　输血前再次由麻醉医生和巡回护士共同核对(核对内容参照5.2.1.2),准确无误后方可输血。

5.2.2.3　输血时应使用符合标准的输血器进行输血。

5.2.2.4　输血前后用静脉注射生理盐水冲洗输血管道。

5.2.2.5　术中输血应遵循先慢后快的原则,但同时根据病情和年龄遵医嘱调节输血速度。婴幼儿患者输血宜采用注射泵输注。

5.2.2.6　静脉通道观察:保持血液输注通畅,防止输血管道扭曲、受压;当出现针头等脱落、移位或阻塞时应及时处理。

5.2.2.7　严密观察受血者有无输血不良反应,如出现异常情况应及时处理。

5.2.2.8　输血完毕后,医护人员应对血液输注进行记录和签字,并将输血记录单(交叉配血报告单)放在病历中。将空血袋低温保存24h。

5.3　注意事项

5.3.1　严禁一名医护人员同时为两名患者取血。输血时必须实施两人核查流程。

5.3.2　血液制品不应加热,不应随意加入其他药物。血小板输注前应保持振荡,取出即用。

5.3.3　全血、成分血和其他血液制剂应从血库取出后30min内输注,4h内输完。

5.3.4　用于输注全血、成分血或生物制剂的输血器宜4h更换一次。手术中输入不同组交叉配血的血制品,应更换输血器。

5.3.5　术中大量输血时,建议使用输血输液加温仪,确保输血安全。

5.3.6　术中加压输血时,要确保输血通道的通畅,避免压力过大破坏血液的有形成分。

5.3.7　使用输血加温仪或加压仪器时,遵照使用仪器设备使用说明。

5.4　常见术中输血不良反应及护理措施

5.4.1　不良反应　发热性非溶血性输血反应、过敏性输血反应、溶血性输血反应。

5.4.2　护理措施

5.4.2.1　发生输血反应,立即告知医生,停止输血,更换输血器,用静脉注射生理盐水维持静脉通路。

5.4.2.2　准备好检查、治疗和抢救的物品,做好相应记录。

5.4.2.3　遵医嘱给予药物治疗及配合抢救。

5.4.2.4　加强体温管理,采取适当的保温措施。

5.4.2.5　低温保存余血及输血器,并上报输血科及相关部门。

5.5　自体输血

自体输血属于无血手术方法之一,主要有三种方法:贮存式自体输血、稀释式自体输血、回收式自体输血。目前回收式自体输血是术中应用最简单、最广泛的自身输血方式。

5.5.1　回收式自体输血的适应证

5.5.1.1　心胸血管外科:手术野污染最少,且全身施行了抗凝疗法,是稀释式和回收式自身输血最好的适应证。如风湿性瓣膜病、动脉瘤、先天性心脏病、冠心病等。

5.5.1.2　矫形外科:如脊椎侧弯矫正术、椎体融合术、髋关节置换术;整形外科的大面积植皮等。

5.5.1.3　创伤外科:严重创伤的大量失血。

5.5.1.4　妇产科:如异位妊娠破裂等。

5.5.1.5　器官移植手术。

5.5.2　回收式自体输血禁忌证

5.5.2.1　血液离体时间超过 6h。

5.5.2.2　怀疑流出的血液被细菌、粪便、羊水或毒液污染。

5.5.2.3　怀疑流出的血液含有癌细胞。

5.5.2.4　流出的血液严重溶血。

5.5.3　回收式自体输血的操作要点

5.5.3.1　血液回收前准备:术前提前准备好设备、耗材和相关药品。

5.5.3.2　检查血液回收机,安装一次性耗材。

5.5.3.3 按血液回收机的要求准备血液抗凝剂,如 ACD 或肝素。

5.5.3.4 将 Y 形吸引管一端置于手术野并与吸引头连接,吸引管剩下的一端与抗凝剂袋连接,无菌空袋与引流瓶连接,引流瓶与负压吸引器连接。

5.5.3.5 回收的血液达到一定量后将血液转至无菌空袋,按洗涤红细胞制备操作对回收的血液进行洗涤并浓缩。

5.5.3.6 需要输注时按输血常规进行输注。

5.5.3.7 输注过程中严密观察患者有无不良反应(出血倾向、血红蛋白血症、肾功能不全、肺功能障碍、DIC、细菌感染、败血症),出血异常情况及时处理。

5.5.4 回收式自体输血的注意事项

5.5.4.1 术中回收处理的血液不得转让给其他患者使用。

5.5.4.2 术中常规回收处理的血液应经洗涤操作,其血小板、凝血因子、血浆蛋白等基本丢失,故应根据回收血量补充血小板和凝血因子。

5.5.4.3 术中快速回收处理的血液未做洗涤时,含大量抗凝剂,应给予相应的拮抗剂。

5.5.4.4 对回收处理的血液回输时必须使用符合标准的输血器。

5.5.5 自体输血的优越性

5.5.5.1 避免因输注同种异体血液或血液成分而导致感染性疾病的危险性。

5.5.5.2 防止因抗红细胞、白细胞和血小板或蛋白抗原产生同种异体免疫作用引起的溶血、发热、过敏反应和移植物抗宿主病(GVHD)等免疫性输血反应。

5.5.5.3 减少有创操作不需同种异体输血前的多项检测试验,节约患者的费用。

5.5.5.4 避免异体输血配型失误造成的医疗事故。

5.5.5.5　解决了稀有血型患者的输血问题。

5.5.5.6　在一定程度上缓解了血液供应的紧张状态。

5.6　加压输血

5.6.1　操作要点

5.6.1.1　为确保静脉通道通畅,静脉注射针头成人不少于20G(儿童不少于22G),以便血液顺利、快速输入。

5.6.1.2　将已接上静脉通道的血袋小心装入加压血液输送器中。

5.6.1.3　拧紧充气塞,手握皮球缓慢充气,加压血液输送器开始加压,可根据病情需要施加压力,加压输血速度可达50~100ml/min。

5.6.1.4　血液输注完毕,拧松充气塞、放气,输血管换接静脉注射用生理盐水冲洗输血管道。

5.6.2　注意事项

5.6.2.1　加压输血过程中应缓慢加压,压力不能超过300mmHg,以防加压皮囊破裂。

5.6.2.2　确保静脉通道通畅,防止输血管和针头衔接处脱落、针头脱出血管、穿刺部位肿胀等,确保血液顺利注入血管。

5.6.2.3　术中加压输血时,巡回护士应全程监护,密切观察受血者病情变化,如有异常立即停止输血,换输静脉注射用生理盐水保持静脉通路,并立即报告医生处理。

6　手术标本管理

6.1　目的

为医务人员提供手术标本管理及送检的操作规范,以防止手术标本丢失、混淆、干涸、自溶、送检错误等。

6.2 手术标本管理

6.2.1 医疗机构应有手术标本管理制度、交接制度及意外事件应急预案。制度及应急预案应明确主要责任人、管理要求、应急方案及注意事项等，所有相关医务人员均应遵照执行。

6.2.2 管理原则

6.2.2.1 即刻核对原则：手术标本产生后，洗手护士应立即与主刀医生核对标本来源及送检方式。

6.2.2.2 即刻记录原则：标本取出并核对无误后，巡回护士或其他标本处理者应立即记录标本的名称及数量。

6.2.2.3 及时处理原则：标本产生后应尽快固定或送至病理科处理。

6.2.2.4 三查八对原则：手术标本管理相关责任人应根据手术情况，在标本产生时、标本处理时、标本交接时三个关键环节，对八项关键信息进行核对：患者姓名、住院号/病案号、标本申请单号、标本类型（组织器官、体液等）、标本名称、标本数量、标本标识、标本处理方式（固定后送检、送新鲜标本等）。

6.2.2.5 双人核对原则：在标本产生时、标本交接时均应双人共同核对，如洗手护士与主刀医生、洗手护士与巡回护士等。

6.2.3 洗手护士的工作职责

6.2.3.1 应遵循即刻核对、三查八对、双人核对原则，在标本产生时应立即与主刀医生按核对内容完成核对。

6.2.3.2 手术台上暂存标本时，应妥善保管。根据标本的类型、体积、数量，选择合适的容器盛装，放置在无菌区域的安全位置，防止污染无菌台，并避免挤压或损坏，保持标本湿润，及时做好标识,以防止标本丢失、混淆。

6.2.4　巡回护士的标本处理职责

6.2.4.1　手术前,应了解手术过程及手术标本相关信息。

6.2.4.2　应遵循即刻记录、三查八对原则,按核对内容与洗手护士做好核对和记录。

6.2.5　标本处理者职责

6.2.5.1　提前准备好处理标本所需要的固定液、盛装容器和防护装备等。

6.2.5.2　按三查八对原则处理标本,并确保标本申请单上的各项内容与患者病历一致。

6.2.5.3　接收到手术标本后,应遵循及时处理原则按标本处理方式处理。

6.2.6　手术室应设置标本登记本 / 电子标本登记本及交接记录单 / 电子交接记录单,内容除核对内容外,还应包含手术日期、送检日期等。

6.2.7　标本送检者应按三查八对原则,与病理科接收人员核对相关信息,交接双方人员应在交接记录单 / 电子交接记录单上签字 / 电子签名确认。

6.3　术中冰冻标本送检

6.3.1　预计送冰冻标本时,主管医生应在术前填好 / 提交标本单,注明冰冻。

6.3.2　标本产生后应即刻送检,不应用固定液固定。

6.3.3　送检前,洗手护士、巡回护士应与主刀医生按核对内容要求核对无误后方可送检。

6.3.4　术中冰冻标本病理诊断报告必须采用书面形式(可传真或网络传输),严禁仅采用口头或电话报告的方式,以避免误听或误传。

6.4 注意事项

6.4.1 手术标本应有单独存放区域,不得与清点物品混放。

6.4.2 主管医生负责填写 / 提交标本单上各项内容,手术标本信息应与手术室护士核对后签字确认。

6.4.3 任何人不得随意取走手术标本。如有特殊原因必须取走时,需经主管医生和手术室护士同意,做好记录后由主管医生签字确认。

6.4.4 处理标本时,除按核对内容核对外,处理者还应注意容器中是否有标本;容器内是否添加了足量固定液;标本标识及标本申请单内容是否一致、准确、清晰、完整;是否有特殊标记等。

6.4.5 若需固定标本时,应使用 10% 中性甲醛缓冲液,固定液的量至少为手术标本体积的 10 倍,并确保标本全部置于固定液之中。特殊情况如标本巨大时,建议及时送检新鲜标本,以防止标本自溶、腐败、干涸等。标本离体 1h 内送检。

6.4.6 标本处理者应根据暴露于甲醛溶液的风险,选择适合的防护装备(如手套、防水围裙、防溅屏等)。

6.4.7 标本转运时,应将标本放于密闭、不渗漏的专用容器内,送检人员应确保全程护送、避免停留。如使用纸质标本单应与标本一同放置。

6.4.8 标本送检人员应经过专门培训,送检时应与病理科接收人员逐一核对,双方签字确认。

7 手术室火灾应急预案

7.1 目的

加强手术室工作人员应对火灾突发事件的应急处置能力,

保障生命安全,最大限度地减少火灾事件造成的损失和影响,制订切实可行的火灾应急预案。

7.2　手术室常用消防器材与设施

手术室常用消防器材和设备应标注存放位置、种类和数量,便于使用。主要有以下类型:

7.2.1　灭火器(手术室常见的灭火器为二氧化碳灭火器)、手动和自动报警装置、消火栓、烟雾探测器及喷淋装置、防烟面罩(医护人员在火灾发生时抢救手术患者时使用)、应急灯等疏散逃生工具。

7.2.2　火警逃生线路图、消防器具位置和使用示意图、消防通道。

7.3　火灾高危因素

7.3.1　设备因素　电源、电线、电刀、激光、光源、取暖灯等。如电刀头没有安插到电刀笔筒内、光源束打开长时间接触到铺巾、仪器设备电源使用不当等。

7.3.2　化学危险品　含酒精的皮肤消毒液、乙醚、过氧化氢溶剂等。

7.3.3　手术室易燃材料　手术铺巾等。

7.3.4　助燃气体　氧气、氧化亚氮等。

7.4　火灾时应遵循的原则

在手术室发生的任何火灾,应遵循 R.A.C.E 原则,即救援 R(rescue)、报警 A(alarm)、限制 C(confine)、灭火或疏散 E(evacuate)。

7.4.1　救援(rescue)　终止手术,做好麻醉管理,保护切口,采用手术床、平车、抬、背、抱等方式转移手术患者。

7.4.2　报警(alarm)　即刻拨打火警电话报警,报警时准确表述地址位置、有无危险化学品、火势大小、燃烧物质、有无被困人员和报警人姓名。

7.4.3 限制(confine) 关闭失火区域的可燃、助燃气体开关及电源。关闭防火门。防止火势蔓延。

7.4.4 灭火或疏散(evacuate) 火灾发生时,注意有效沟通。现场人员在烟和气雾之下用面罩或湿毛巾捂住口鼻,尽可能以最低的姿势冲出火场;禁止使用电梯。

7.4.4.1 初期火灾时,可用灭火工具灭火。

7.4.4.2 初期灭火失败,立即按照应急预案进行疏散。

7.5 火灾应急流程图(图 9-1、图 9-2)

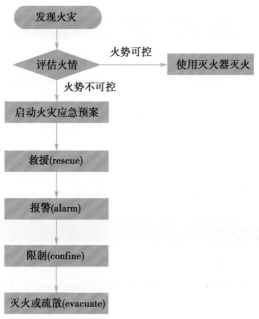

图 9-1 火灾应急简版流程图(RACE 版)

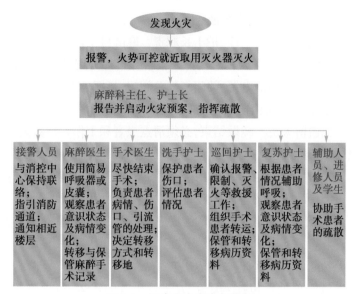

图 9-2　手术室火灾应急流程

7.6　火灾应急预案流程说明

7.6.1　手术室应制订火灾应急预案和流程图,配备火警逃生线路图和消防器材与设施。

7.6.2　手术室火灾应急预案演练应联合多部门定期完成,主要包括手术室、麻醉科、临床科室、保卫科、后勤部门等。演练应避开患者手术期间举行。对手术室工作人员,包括手术室护士、手术医生、麻醉医生、工友等应每年进行火灾安全教育,熟悉各种灭火设备的地点、类型和使用方法等。

7.6.3　灭火时以确保手术患者和医务人员安全为首要原则,必要时疏散。

7.6.4　首先发现火源的人员,应立即报警,如火势在可控范围内就近取用灭火器灭火。

7.6.5　接警人员职责　与消控中心保持联络;指引消防通道;传达消控中心指挥员意图给现场人员;电话通知相近楼层

关闭防火门,随时准备疏散。

7.6.6　麻醉科主任、护士长职责　麻醉科主任、手术室护士长是部门防火负责人和总指挥。报告并指挥火灾预案的启动,安排人员立即切断电源、关闭氧气总阀门,指挥工作人员有秩序地将手术患者从消防通道疏散,并协助重症患者疏散;检查确认有无遗留人员。疏散结束,必须清点患者和工作人员数量,向现场总指挥报告。

7.6.7　麻醉医生　停用吸入性麻醉气体,立即脱开麻醉机,使用简易呼吸器或呼吸皮囊;在挤压过程中严密观察患者意识状态及病情变化,并负责患者麻醉手术记录的转移与保管。

7.6.8　手术医生　评估患者情况及手术状态,尽快结束手术或简单处置包扎/覆盖,并进行患者的转运,负责疏散过程中的病情、伤口、引流管的处理,并决定患者的转移方式和转移地点。建议转移地点应结合所转移的手术患者的情况决定。

7.6.9　手术护士　洗手护士根据疏散患者处理程序,做好手术患者伤口的保护和患者情况的评估。巡回护士确认报警、限制、灭火等救援工作落实的同时,准备转运设备,组织好手术患者的转运,如直接用手术床或平车转移患者离开现场;如火势较大,可用床单将患者抬离现场。做好病历资料的保管和转移。

7.6.10　复苏室护士　准备转运设备,组织患者转运,有辅助呼吸和气管插管患者连接简易呼吸器。严密观察患者意识状态及病情变化,及时记录,并负责患者转运病历的转移与保管。

7.6.11　辅助人员、进修人员及学生　共同协助做好手术患者的疏散。

7.6.12　夜间　麻醉室值班负责人、手术室夜班组长立即报告消控中心和总值班，指挥火灾预案的启动，安排人员立即切断电源、关闭氧气总阀门，指挥工作人员有秩序地将手术患者从消防通道疏散，并协助重症患者疏散；检查确认有无遗留人员。

7.6.13　火灾处置结束后，对事件发生原因进行分析和整改，并持续质量改进。

8　围手术期下肢深静脉血栓预防的术中护理

8.1　目的

强化手术室护理人员对下肢深静脉血栓形成的认识，指导术中下肢深静脉血栓形成的护理预防措施，最大限度降低术中下肢深静脉血栓形成的风险。

8.2　高危因素

血管内皮损伤、静脉血液滞留、血液高凝状态被认为是DVT形成的主要原因（表 9-1、表 9-2）。

表 9-1　深静脉血栓形成的原发性危险因素

抗凝血酶缺乏	蛋白 C 缺乏
先天性异常纤维蛋白原血症	Ⅴ因子 Leiden 突变（活化蛋白 C 抵抗）
高同型半胱氨酸血症	纤溶酶原缺乏
抗心磷脂抗体阳性	异常纤溶酶原血症
纤溶酶原激活物抑制剂过多	蛋白 S 缺乏
凝血酶原 20210A 基因突变	Ⅻ因子缺乏
Ⅷ、Ⅸ、Ⅺ因子增加	

表 9-2 深静脉血栓形成的继发性危险因素

髂静脉压迫综合征	血小板异常
损伤/骨折	手术与制动
脑卒中、瘫痪或长期卧床	长期使用雌激素
高龄	恶性肿瘤、化疗患者
中心静脉留置导管	肥胖
下肢静脉功能不全	心、肺功能衰竭
吸烟	长时间乘坐交通工具
妊娠/产后	口服避孕药
Crohn 病	狼疮抗凝物
肾病综合征	人工血管或血管腔内移植物
血液高凝状态(红细胞增多症,Waldenstrom 巨球蛋白血症,骨髓增生异常综合征)	VTE 病史 重症感染

8.2.1 血管内皮损伤 创伤、手术、化学性损伤、感染性损伤等对血管壁的直接损伤破坏的结果。

8.2.2 静脉血液滞留 患者截瘫、长期卧床、肢体活动受限、长时间处于被动体位、压迫下肢静脉以及失血过多、微循环灌注不足、术中血管阻断、长时间固定体位、低血容量等都是静脉血液滞留的高危因素。

8.2.3 血液高凝状态 创伤、手术、体外循环、全身麻醉、中心静脉置管、人工血管或血管腔内移植物、肿瘤等均可引发机体凝血功能的改变。

8.3 下肢深静脉血栓围手术期预防

8.3.1 术前评估 建议参照 Caprini 血栓风险因素评估表,详见附录 2。

8.3.2 诊断

8.3.2.1　彩色多普勒超声检查:敏感性、准确性均较高,临床应用广泛,是 DVT 诊断的首选方法,可应用于术中。

8.3.2.2　CT 静脉成像:术中不可及。

8.3.2.3　磁共振静脉成像:术中不可及。

8.3.2.4　静脉造影:准确率高,不仅可以有效判断有无血栓、血栓的部位、大小、范围、形成时间和侧支循环情况,而且常被用来评估其他方法的诊断价值,目前仍是诊断下肢 DVT 的金标准。可在导管室或复合手术室进行,超急性期使用须谨慎。

8.3.3　术中干预措施

8.3.3.1　应由手术团队共同制订,手术团队包括手术医生、麻醉医生、手术室护士等。护士遵医嘱执行。

8.3.3.2　护士应了解患者血栓相关病情,如高危因素、是否使用抗凝剂、放置血栓滤器、使用弹力袜等。

8.3.3.3　体位摆放(参照本指南第二章手术体位)

8.3.3.3.1　仰卧位:在不影响手术的前提下将患者的腿部适当抬高,利于双下肢静脉血回流。

8.3.3.3.2　截石位:应避免双下肢过度外展、下垂及腘窝受压。

8.3.3.3.3　俯卧位:注意避免腹部受压。

8.3.3.3.4　侧卧位:避免腋窝受压。同时,腹侧用挡板支撑耻骨联合处,避免股静脉受压。患者转运过程中搬动不宜过快、幅度不宜过大,建议使用转运工具。

8.3.3.4　压力防治措施

8.3.3.4.1　间歇式充气压力装置:可改善下肢静脉回流,以减轻静脉血液滞留,预防 DVT 的发生。

8.3.3.4.2　弹力袜:有助于预防下肢深静脉血栓的形成,其工作原理是利用外界机械力与肌肉收缩的相互挤压作用,但术中患者处于静止状态,特别是使用肌松药物时,不建议使用,反而会增加血栓形成的概率。

8.3.3.4.3　禁忌证:充血性心力衰竭;下肢严重畸形、下肢骨折、小腿严重变形;严重动脉粥样硬化下肢缺血;急性期、亚急性期下肢深静脉血栓形成;下肢创伤或近期接受过植入手术;下肢皮炎、坏疽、水肿、溃疡、下肢蜂窝织炎、感染性创口;严重外周神经疾病以及材料过敏体质;肺水肿或下肢严重水肿、肺栓塞或安装心脏起搏器;急性期、亚急性期 DVT、血栓性静脉炎;凝血功能异常,服用华法林、阿司匹林等药物者。

8.3.3.5　遵医嘱适当补液,避免脱水造成血液黏稠度增加。

8.3.3.6　预防患者低体温,避免静脉血液滞留、高凝状态(参照本指南第九章 3 术中低体温预防)。

8.3.3.7　抗凝药物预防

8.3.3.7.1　遵医嘱用药,了解药理作用。

8.3.3.7.2　低分子肝素:可降低 DVT 发生率,在用药过程中护士应注意观察伤口渗血量、引流量有无增多等症状。

8.3.3.7.3　术前口服抗凝药、抗血小板药对预防血栓有意义,但术中会增加出血风险。

8.3.3.8　预防已有血栓患者出现新发血栓形成。

8.3.4　注意事项

8.3.4.1　采取 DVT 预防护理措施前应了解患者疾病、身体、经济及社会状况等信息,与手术团队充分沟通,共同权衡措施的获益和风险,达成一致意见后方可实施。

8.3.4.2　综合考虑手术类型、手术需求、产品特性等因素,选择适宜的 DVT 预防措施。

8.3.4.3　所有护理干预措施应在不影响手术操作的情况下进行。

8.3.4.4　应采取综合预防措施,单一一种措施不足以预防 DVT 的发生。

8.3.4.5　围手术期对于急性期、亚急性期深静脉血栓患者,应特别注意采取综合措施,避免血栓脱落。

8.3.4.6　预防压力防治措施的并发症：骨 - 筋膜室综合征、腓神经麻痹、压力性损伤。

8.3.4.7　弹力袜使用：术前、术后若使用弹力袜应注意松紧适宜，防止足部上卷、腿部下卷，以免产生止血带效应，导致压力性损伤、DVT、肢体动脉缺血坏死等。

8.3.4.8　避免同一部位、同一静脉反复穿刺，尽量不要选择在下肢静脉穿刺，尤其避免下肢留置针封管。在满足治疗需求的情况下，应尽量选择外径最小、创伤最小的输液装置；应规范置入和维护各类静脉内导管。

9　手术患者十大安全目标

9.1　目的

根据中国医院协会颁布的《患者十大安全目标》(2022版)，制订手术室环境下执行《患者十大安全目标》的具体措施，指导手术室护理人员临床实践。

9.2　目标一：正确识别患者身份

9.2.1　严格执行查对制度，确保对正确的手术患者、正确的手术部位、实施正确的操作和治疗。识别时应至少使用两种可信识别方法确认患者身份，如姓名、病案号、出生日期等，但不包括患者的床号或病房号。①腕带扫描法；②开放式提问法(患者或家属大声说出患者姓名、手术部位等信息)。不得采用腕带扫描等信息识别技术作为唯一识别方法，仍需口语化查对。确保五符合：即手术通知单信息、手术病历信息、患者腕带信息、影像学信息和患者表达的信息完全符合一致。

9.2.2　在实施输血、特殊用药、标本送检、植入物使用等关键操作时，应采用双人核对识别患者身份，病案号、床号、药物名称、剂量、血型有效期及配血试验结果等。

9.2.3 对精神疾病、意识障碍、语言障碍、婴幼儿等特殊手术患者,应有身份识别标识(如腕带、指纹等),同时由患者家属或陪同人员参与身份确认。

9.3 目标二:确保用药与用血安全

9.3.1 规范药品管理流程,对高警示药品、易混淆(听似、看似)药品有严格的贮存、识别及使用要求。

9.3.2 严格执行麻醉药品、精神药品、医疗用毒性药品(毒麻)、放射性药品等特殊药品,及药品类易制毒化学品、肿瘤化疗药品的使用与管理规范。

9.3.3 遵医嘱给药,双人核对,三查八对。用药前询问患者有无药物过敏史、检查药品剂量、批号、批次、有效日期、配伍禁忌、用法等。用药后注意观察患者有无药物过敏史。

9.3.4 执行口头医嘱时,护士应复述,按要求执行双人核对。

9.3.5 手术台上药品、消毒液(特别是无色消毒液)等,应标识清楚,注射器或容器不得混用,严格执行双人核对,现用现配。

9.3.6 严格执行静脉输液操作规范,落实查对制度,密切观察输液速度、液体温度、出入量、给药途径和剂量等。

9.3.7 建立并严格执行取血、输血制度和流程,严格执行查对制度,及时输注,密切观察有无输血反应、准确记录并交接。如有不良反应按规范处理、上报。

9.4 目标三:强化围手术期安全管理

9.4.1 加强围手术期安全指标监测管理,定期进行质控分析,及时改进工作质量。

9.4.2 制订并实施择期手术(包括日间手术)必要的术前

检查与评估,加强围手术期相关学科协作,强化手术前、麻醉前病情评估及术后访视等制度的规范落实。

9.4.3　制订并实施统一的手术及有创操作的部位标识制度,到达手术室前由实施手术的医生标记手术部位,标记时应在患者(或家属)参与的情况下进行,并将其纳入术前核对流程予以执行。

9.4.4　建立手术安全核查及手术风险评估制度和流程,落实"手术安全核查",并提供必需的保障与有效的监管措施。麻醉开始前、手术开始前、患者离开手术间前分别由麻醉医生、手术医生和手术室护士共同根据《手术安全核查表》内容共同逐项核查。每一步核查无误后方可进行下一步操作,不得提前填写表格,三方签名确认。

9.4.5　规范使用预防性抗菌药物,并落实围手术期低体温、压力性损伤和深静脉血栓的评估和预防。

9.4.6　建立手术物品清点制度,落实手术开始前、关闭体腔前、关闭体腔后、缝合皮肤后双人清点手术物品。

9.4.7　建立手术无菌物品使用与管理制度,高值耗材、灭菌物品质量合格,可追溯。

9.4.8　建立手术标本管理制度,明确管理规定、流程,确保标本部位、数量、固定、标识正确。送检时间、记录规范;实现标本全流程可追溯管理。

9.4.9　加强患者术后恢复期及转运途中安全管理,规范患者转运流程,严密观察患者生命体征,如意识、呼吸、循环状态等病情变化,确保应急物品、药品齐全,人员培训落实。

9.4.10　构建手术室护理信息管理预警提示模块,如手术患者安全核查、手术器械追溯、手术耗材管理和收费、术中输血和用药管理、病理标本管理、术中压力性损伤预防、术中低体温预防等,保障手术室护理安全。

9.4.11　加强孕产妇安全分娩管理,需要紧急手术时确保绿色通道畅通。

9.5 目标四:预防和减少健康保健相关感染

9.5.1 建立健全手术室感染管理制度,落实医院手术室感染监控指标并持续改进。

9.5.2 提高医务人员手卫生依从性,为执行手卫生提供必需的设施和有效的监管。

9.5.3 落实术前抗菌药物使用制度:遵照国家卫生和计划生育委员会《2015年抗菌药物临床应用指导原则》,切皮前0.5~1h给予抗菌药物,万古霉素和喹诺酮等应在手术前1~2h给予;术中追加抗菌药物应遵医嘱执行。减少手术相关性感染风险。

9.5.4 严格遵循无菌技术操作规范和手术隔离技术;监督手术人员外科手消毒、穿无菌手术衣、戴无菌手套、消毒铺单等操作正确执行。

9.5.5 使用合格的手术物品;手术器械清洗、消毒、灭菌与监测应遵循WS310-2016规范要求。

9.5.6 手术室环境表面清洁消毒应遵循本指南第八章手术室环境表面清洁与消毒的要求。

9.5.7 开展手术部位感染目标性监测,落实相应预防措施。

9.5.8 手术间净化系统处于功能状态,回风口不得遮挡;根据手术切口清洁污染类别、传染病种类,合理安排不同级别(包括负压)洁净手术间,落实相应的消毒隔离防控措施。

9.5.9 各级各类人员均要进行手术感染相关培训;如人员着装、工作制度、标准预防等,有记录、检查、考核。

9.5.10 按照《医疗废物分类目录(2021年版)》规范处理医疗废物。

9.6 目标五:加强有效沟通

9.6.1 建立医务人员间有效沟通机制,规范信息交接流程,如手术申请、患者交接、标本交接、血制品交接、器械交接等相关监管制度，确保患者交接程序正确执行、保障相关医疗照护措施落实到位。

9.6.2　规范并严格执行麻醉及手术过程的口头医嘱、电话和书面交接流程。

9.6.3　加强跨专业协作，倡导多学科诊疗模式，为医务人员提供多种沟通方式和渠道，建立急危重症患者、批量伤员的绿色通道，确保救治过程中沟通信息的正确、完整与及时。

9.6.4　提高医务人员对手术患者参与医疗过程重要性的认识，主动有效地与患者及其家属进行信息沟通。鼓励患者及家属主动参与患者身份核查。

9.6.5　术前与患者或家属确认禁食水、手术部位标识、知情同意、过敏史、植入物、义齿等信息。

9.6.6　建立健全临床"危急值"报告制度，规范并落实操作流程。

9.6.7　建立不良事件自愿报告及强制性报告的制度和流程。

9.7　目标六：防范与减少意外伤害

9.7.1　加强高风险意外伤害人群管理（躁动、昏迷、急危重症患者等），制订相关风险防范应急预案。

9.7.2　评估手术患者意外伤害如坠床、跌倒、灼伤、低温烫伤等风险。落实相关的预防措施。

9.7.3　完善手术患者意外伤害的报告及处置流程，分析原因、持续改进。

9.7.4　加强各级人员对意外伤害知识的培训。

9.7.5　加强仪器设备、急救物品的安全管理，急救物品处于完好备用状态，专人负责。

9.8　目标七：提升导管安全

9.8.1　建立并落实手术患者管路安全的管理制度,制订相应防范和处置预案,如建立非计划拔管风险防范措施。

9.8.2　制订管路事件的监测流程,及时处置管路事件,减少对患者的伤害。

9.8.3　制订管路事件的报告流程并鼓励主动上报,对管路事件的发生原因及时进行分析和改进,有效减少管路事件的发生。

9.8.4　落实加强电外科及动力管路、吸引系统、引流管路等有腔管路安全管理,规范连接、使用和处理流程。

9.8.5　加强对医务人员管路安全的培训,鼓励和教育患者及其家属主动参与管路安全管理。

9.9　目标八：加强医务人员职业安全与健康管理

9.9.1　评估医务人员职业安全与健康方面存在的职业暴露、辐射、化疗药物、烟雾、噪声等相关危险因素,制订相关制度、防护措施、处理原则和上报流程。

9.9.2　医务人员应掌握职业暴露相关知识,强化培训、考核并记录。

9.9.3　规范医疗护理操作,减少医源性感染,有可能接触患者血液或体液时,应采取标准预防措施。

9.9.4　提供预防职业危害的设施、设备,增强医务人员自身防护意识,培养良好的职业习惯。

9.9.5　发生或发现职业危害,应立即报告、规范处理,分析发生原因、性质、危害程度、伤害情况和处理意见。

9.9.6　定期健康体检并建立职工健康档案,及时发现潜在问题,享受有关健康服务。

9.10 目标九:加强孕产妇及新生儿安全

9.10.1 加强孕产妇及新生儿围手术期的组织管理,健全质控体系,完善制度规范和服务,严格督导落实。

9.10.2 严格执行查对制度、物品清点制度并规范护理文书书写。

9.10.3 建立健全孕产妇及新生儿的手术风险评估体系和应急处置流程,强化培训和应急处理,绿色通道保持畅通。

9.10.4 建立健全危重孕产妇及新生儿手术抢救物品清单,定设备、定种类、定基数、每班次检查,保障应急使用。

9.10.5 制订危重孕产妇、新生儿安全转运交接流程,术中意外情况应急处置预案与流程,联络畅通、及时转接,加强培训与演练。

9.10.6 紧急情况的物品清点,仍需遵循手术物品清点制度;因病情需要暂存体腔内或带出手术室物品如宫腔填纱等,需在手术物品清点记录单上注明物品名称、数量和去向,并三方(医生、洗手护士及巡回护士)确认签名。

9.11 目标十:加强医学装备及医院信息安全管理

9.11.1 建立医学装备及医院信息安全管理制度、安全使用操作流程,加强对相关医务人员培训、考核并记录,急救和生命支持类设备保持完好备用状态。

9.11.2 加强对医学装备警报的管理,提升警报管理意识,制订警报的设置、修改和响应流程,评估医务人员对警报的敏感性及警报对临床工作流程的影响。

9.11.3 加强监控系统管理,定期检查监控设备处于良好状态。落实麻醉精神类药品管理规定,监控资料保留180d。

9.11.4 应规范信息系统中使用者权限管理,保护患者信息安全。加强安全管理培训及电子病历系统的安全等级管理;实现手术物品可追溯、电子病历、影像学检查、生化检查、病理检查、术中输血、手术收费等电子病历信息系统的互联互通、闭环管理。防范信息系统的使用错误。

9.11.5 鼓励监测并上报医学装备相关不良事件、评价医学装备的安全性和有效性。针对薄弱环节,根据系统脆弱性分析结果,制订风险防范措施,并持续改进。

9.11.6 完善各类突发事件应急预案,明确应急流程,强化培训,确保信息系统、五气系统(医用空气、氮气、氧气、二氧化碳气体、负压吸引)、电外科设备、手术床、无影灯、转运工具、急救设备等相关医学装备及信息安全管理,严格遵守网络安全管理制度,提高应急处理能力。

9.11.7 建立特殊仪器设备安全管理制度:遵从设备安全操作及辐射防护规范,设备警报装置处于功能状态,发现故障,及时沟通,定期维护保养并记录。

9.11.8 建立手术患者电子病历的闭环管理系统,实现手术用药、手术标本、输注液体、手术收费等与患者电子病历信息系统的互联互通。

10 手术室质量控制指标

10.1 目的

以手术室护理专业质量控制指标为抓手,目标管理为导向,建立健全手术室护理专业质量管理体系,提高手术室管理效能。

10.2 基本原则

10.2.1 指标应具备特异性、可行性和敏感性。特异性指显著的手术室护理专业特点;可行性指数据可获得,指标采集全面、客观、准确、及时;敏感性指当管理目标或管理结果发生微弱的变化,指标值显示明显的反应。

10.2.2　使用指标前应熟悉掌握质量控制指标的定义、计算公式和适用范围。

10.2.3　质量控制指标数值应关注影响数值变化的因素,通过分析找到解决质量问题的方法。

10.2.4　定期分析质量指标内涵,结合历史数据进行纵向和横向比较,实施持续改进。

10.3　医疗机构手术室台护比

10.3.1　指标　医疗机构手术室台护比。

10.3.2　定义　单位时间内,医疗机构同期实际开放手术间数与手术室执业护士人数之比。

10.3.3　计算公式　医疗机构手术室台护比$(1:X)=$

$$1:\dfrac{\text{医疗机构手术室执业护士人数}}{\text{同期实际开放手术间数}}$$

10.3.4　说明　依据《护理专业医疗质量控制指标(2020年版)》,护士指取得护士执业资格,在本医疗机构注册并在护理岗位工作的护士。包含临床护理岗位护士、护理管理岗位护士、护理岗位的休假(含病产假)护士。排除后勤、医辅等非护理岗位护士,未取得护士执业资格人员,未在本院注册的护士。

10.3.5　意义　直接反映手术室护理人员配备情况。建立一种以实际开放手术间数为导向的人力资源配备管理模式。

10.4　手术室护士人均年手术例次数

10.4.1　指标　手术室护士人均年手术例次数。

10.4.2　定义　单位时间内,在岗手术室护士平均完成的年手术例次数。

10.4.3　计算公式　手术室护士人均年手术例次数 =

$$\frac{手术室年手术总例次数}{同期在岗手术室护士总人数}$$

10.4.4 说明 依据《麻醉专业医疗质量控制指标(2022 年版)》,取得护士执业资格、在本医疗机构注册并在护理岗位工作等护士。不包括进修护士、非护理岗位护士、外出支援护士等。

10.4.5 意义 反映手术室护士工作负荷情况。

10.5 手术间环境指标异常发生率

10.5.1 指标 手术间环境指标异常发生率。

10.5.2 定义 单位时间内,手术间环境指标发生异常的手术间数与同期开放手术间的总数之比。

10.5.3 计算公式 手术间环境指标异常发生率 =

$$\frac{环境指标发生异常的手术间数}{同期开放手术间总数} \times 100\%$$

10.5.4 说明 依据《医院洁净手术部建筑技术规范(GB 50333-2013)》,手术间环境指标异常采集范围:温度在 21~ 25℃外,湿度 ≥ 65% 或 ≤ 30%,压差 < 5Pa 或 > 20Pa。

10.5.5 意义 反映洁净手术室环境是否符合规范要求,手术患者存在的感染风险。

10.6 手术安全核查正确率

10.6.1 指标 手术安全核查正确率。

10.6.2 定义 单位时间内,正确执行手术安全核查的患者例数与同期抽样手术安全核查患者的总例数之比。

10.6.3 计算公式 手术安全核查正确率 =

$$\frac{正确执行手术安全核查的患者例数}{同期抽样手术安全核查患者的总例数} \times 100\%$$

10.6.4 说明

10.6.4.1 依据卫生部办公厅关于印发《手术安全核查制

度》的通知,卫办医政发〔2010〕41 号文件规定流程实施。

10.6.4.2　同期抽样手术安全核查患者的例数占当日手术患者总例数的 5%~10%,可随机抽取任一时间段作为检查结果。

10.6.5　意义　确保患者身份正确、手术部位正确、手术方式正确。

10.7　手术部位标识核查正确率

10.7.1　指标　手术部位标识核查正确率。

10.7.2　定义　单位时间内,核查患者手术部位标识的正确例数与同期抽样有手术标识的患者总例数之比。

10.7.3　计算公式　手术部位标识核查正确率 =

$$\frac{核查患者手术部位标识的正确例数}{同期抽样有手术标识的患者总例数} \times 100\%$$

10.7.4　说明　依据《三级综合医院评审标准(2011 年版)》中:①手术部位标识规定:涉及双侧、多重结构(手指、脚趾、病灶部位)、多平面部位(脊柱)的手术时,应对手术侧或部位有规范统一的标识;②同期抽样患者手术部位标识的例数占当日应有手术部位标识的患者总例数的 5%~10%。

10.7.5　意义　预防手术部位错误发生。

10.8　手术抗菌药物预防使用时机正确率

10.8.1　指标　手术抗菌药物预防使用时机正确率。

10.8.2　定义　单位时间内,在手术切皮前 0.5~1h 抗菌药物预防使用患者的例数与同期术前抗菌药物预防使用的患者总例数之比。

10.8.3　计算公式　手术抗菌药物预防使用时机正确率 =

$$\frac{手术切皮前 0.5~1h 抗菌药物预防使用患者的例数}{同期术前抗菌药物预防使用的患者总例数} \times 100\%$$

10.8.4　说明　依据《抗菌药物临床应用指导原则(2015 年

版)》规范:手术抗菌药物预防使用时机在切皮前 0.5~1h。

10.8.5 意义 反映手术抗菌药物预防使用时机落实及管理情况。

10.9 手术隔离技术操作正确率

10.9.1 指标 手术隔离技术操作正确率。

10.9.2 定义 单位时间内,采用手术隔离技术操作正确的患者例数与同期抽样手术隔离技术患者总例数之比。

10.9.3 计算公式 手术隔离技术操作正确率 =

$$\frac{手术隔离技术操作正确的患者例数}{同期抽样手术隔离技术患者的总例数} \times 100\%$$

10.9.4 说明 依据《手术室护理实践指南(2022 年版)》规定:①应用手术隔离技术包括:恶性肿瘤、妇科、空腔脏器、创伤、同期多个、移植、内镜下肿瘤 7 类手术;②同期抽样采用隔离技术手术患者例数占当日应采用隔离技术手术患者总例数的 5%~10%。

10.9.5 意义 反映手术人员在无菌技术基础上手术隔离技术操作规范化的情况。

10.10 手术人员外科手消毒正确率

10.10.1 指标 手术人员外科手消毒正确率。

10.10.2 定义 单位时间内,手术人员正确实施外科手消毒的人数与同期抽样外科手消毒的总人数之比。

10.10.3 计算公式 手术人员外科手消毒正确率 =

$$\frac{手术人员正确实施外科手消毒的人数}{同期抽样外科手消毒的总人数} \times 100\%$$

10.10.4 说明 依据 WS/T313-2019 版《医务人员手卫生规范》中:①外科手消毒操作步骤与要求;②同期抽样外科手消毒人员数量占当日参加手术医护人员的 10%。

10.10.5 意义 降低医务人员的外科手消毒不规范带来的

手术部位感染风险。

10.11　手术标本处理正确率

10.11.1　指标　手术标本处理正确率。

10.11.2　定义　单位时间内,正确处理的手术标本数与同期抽样手术标本的总数之比。

10.11.3　计算公式　手术标本处理正确率 =

$$\frac{正确处理的手术标本数}{同期抽样手术标本的总数} \times 100\%$$

10.11.4　说明　依据《病理专业医疗质量控制指标(2015年版)》中标本规范处理:①标本送检应实施的核查流程,内容包括患者身份、手术和标本等信息;②采用 10% 中性缓冲甲醛固定液,固定液应为所固定标本体积的 10 倍及以上,常温固定,标本离体时间不宜超过 60min。

10.11.5　意义　预防手术标本送检过程中发生错误、丢失、干涸、自融等异常情况,影响疾病的定性和治疗。

10.12　手术患者 2 期及以上术中获得性压力性损伤发生率

10.12.1　指标　手术患者 2 期及以上术中获得性压力性损伤发生率。

10.12.2　定义　单位时间内,手术患者 2 期及以上术中获得性压力性损伤发生例数与同期手术患者总例数之比。

10.12.3　计算公式　手术患者 2 期及以上术中获得性压力性损伤发生率 =

$$\frac{手术患者 2 期及以上术中获得性压力性损伤发生例数}{同期手术患者的总例数} \times 100\%$$

10.12.4　说明　依据《护理专业医疗质量控制指标(2020 年

版)》：①同一患者发生 1 处或多处 2 期及以上压力性损伤,均计 1例;②包括 2 期及以上压力性损伤,深部组织损伤、医疗器械相关性压力性损伤等。排除带入压力性损伤,因动脉阻塞、静脉功能不全、糖尿病相关神经病变或失禁性皮炎等造成的皮肤损伤。

10.12.5　意义　反映术中获得性压力性损伤发生的现患率、风险人群及影响因素。

10.13　术中低体温发生率

10.13.1　指标　术中低体温发生率。

10.13.2　定义　单位时间内,术中发生低体温的患者例数(医疗目的的控制性降温除外)与同期应接受体温监测的手术患者总例数之比。

10.13.3　计算公式　术中低体温发生率 =

$$\frac{\text{术中发生低体温的患者例数}}{\text{同期应接受体温监测的手术患者总例数}} \times 100\%$$

10.13.4　说明　依据《麻醉专业医疗质量控制指标(2022年版)》手术过程中的患者核心体温 < 36.0℃,连续监测低体温持续 ≥ 30min,或间断监测连续两次低体温发生且间隔时间 ≥ 30min。

10.13.5　意义　反映手术室预防术中低体温护理质量。

10.14　手术过程中异物遗留发生率

10.14.1　指标　手术过程中异物遗留发生率。

10.14.2　定义　单位时间内,手术过程中异物遗留发生例数占同期手术患者出院人数的比例。

10.14.3　计算公式　手术过程中异物遗留发生率 =

$$\frac{\text{手术过程中异物遗留发生例数}}{\text{同期手术患者出院人数}} \times 100\%$$

10.14.4　说明　依据《三级综合医院评审标准(2020 年版)》ICD-10 编码:T81.5,T81.6 的手术患者。T81.5 指操作后意外遗留于体腔或手术伤口中的异物;T81.6 指在操作中对意外遗留异物的急性反应。

10.14.5　意义　反映手术人员的操作规范,手术异物遗留预防措施和应急处理流程。

10.15　术中电灼伤发生率

10.15.1　指标　术中电灼伤发生率。

10.15.2　定义　单位时间内,术中电灼伤发生的患者例数与同期手术患者使用电外科的总例数之比。

10.15.3　计算公式　术中电灼伤发生率 =

$$\frac{术中电灼伤发生的患者例数}{同期手术患者使用电外科的总例数} \times 100\%$$

10.15.4　说明　依据《手术室护理实践指南(2022 年版)》使用高频电刀、术中激光、射频消融等电外科设备导致的灼伤。

10.15.5　意义　反映手术过程中电外科操作不规范对患者造成的直接或间接伤害的情况。

10.16　手术室护士锐器伤发生率

10.16.1　指标　手术室护士锐器伤发生率。

10.16.2　定义　单位时间内,发生锐器伤的手术室护士人数与同期手术室护士总人数之比。

10.16.3　计算公式　手术室护士锐器伤发生率 =

$$\frac{发生锐器伤的手术室护士人数}{同期手术室护士总人数} \times 100\%$$

10.16.4　说明　依据《中国针刺伤防护专家共识》手术室护士在工作时间内发生的针刺伤、锐器伤。

10.16.5 意义 反映锐器伤对手术室护理人员的伤害特征和程度。

10.17 术中低温烫伤发生率

10.17.1 指标 术中低温烫伤发生率。

10.17.2 定义 单位时间内,术中发生低温烫伤的患者例数与同期使用加温操作的手术患者总例数之比。

10.17.3 计算公式 术中低温烫伤发生率 =

$$\frac{术中发生低温烫伤的患者例数}{同期使用加温操作的手术患者总例数} \times 100\%$$

10.17.4 说明 依据《手术室护理实践指南(2022年版)》术中低温烫伤包括:使用加温设备操作不当、温度设置参数不当、冲洗液温度调节不当等导致的患者烫伤。

10.17.5 意义 反映医疗机构手术室患者体温护理与管理质量。

11 手术患者意外伤害预防

11.1 目的

提高医务人员对手术患者发生意外伤害的防范意识,预防手术患者坠床 / 跌倒、医疗器具相关性损伤、低温烫伤、灼伤、冻伤、烧伤等意外伤害的发生。

11.2 坠床 / 跌倒

11.2.1 转运过程中的预防措施

11.2.1.1 保持地面清洁、干燥、通畅无障碍物。应有防滑警示标识。

11.2.1.2 转运前应评估患者病情及配合程度,对躁动患者采取适当的约束措施加以保护。

11.2.1.3　转运前应评估转运设备的安全性能,约束工具齐全。

11.2.1.4　转运人员必须进行培训,考核合格后上岗。

11.2.1.5　过床前应妥善固定转运设备,协助患者过床,应拉起床挡,妥善固定。

11.2.1.6　运送途中保持平稳,速度不宜过快。

11.2.1.7　手术患者不宜自行上洗手间。

11.2.1.8　手术等候期间患者需有医护人员照护或家属陪伴。

11.2.2　术中的预防措施

11.2.2.1　过床后应妥善固定患者,告知患者预防坠床注意事项,并有医务人员看护。

11.2.2.2　手术床应处于锁定状态。

11.2.2.3　安置手术体位由手术医生、麻醉医生及手术室护士共同完成,固定稳妥。

11.2.2.4　术中需变换体位时,应与相关人员充分沟通并进行安全评估后再行调节并妥善固定。

11.2.3　术后的预防措施

11.2.3.1　手术结束变换体位时,应在有专人看护的情况下解除患者的固定装置。

11.2.3.2　将患者从手术床移至转运车时,应确认转运车处于锁定,在患者的头部、足部及两侧有专人同时搬运,及时安置床挡。

11.2.3.3　麻醉恢复期需妥善固定并密切看护,躁动患者应多人协助看护。

11.3　医疗器械相关性损伤

11.3.1　使用医疗器械应遵循产品说明书,规范操作。

11.3.2　调节手术床或使用配件时应检查患者身体位置,妥善固定,避免电灼伤及挤压伤的发生。

11.3.3　术中及时收回暂不使用的器械,狭长腔道宜选择粗细适宜的器械(导尿管/胆道镜/输尿管镜等),并在使用前应充分润滑,避免发生腔隙黏膜压力性损伤。

11.3.4 各种仪器连线、管道、面罩等应妥善放置,必要时在皮肤/黏膜-设备或器械交接面使用纱布、纱垫、凝胶垫等敷料降低/重新分布压力,避免压迫患者皮肤。

11.3.5 转运患者时,身体不应超出转运车外缘,安置床挡时注意保护患者指/趾;规范放置医疗设备等物品,避免挤压患者身体。

11.4 医用粘胶相关性皮肤损伤

11.4.1 使用前应评估患者,选择适宜的粘胶用品种类及规格;过敏者可选择其他替代用品;婴幼儿尽量减少使用。

11.4.2 使用时应保持粘胶部位皮肤干燥,尽量减少粘胶与患者皮肤的接触面积。

11.4.3 使用一次性手术铺单及手术膜时需待消毒部位皮肤干燥后粘贴,并确保平整无皱褶。

11.4.4 撕除时应顺着毛发生长方向轻柔移除,勿使粘胶用品垂直向上拉扯皮肤,采用180°的方法移除。移除困难时可湿润皮肤后或使用粘胶移除剂等方法去除。

11.5 低温烫伤

11.5.1 应使用医用加温设备并按照生产厂家说明书规范操作。

11.5.2 使用充气式加温仪时,不应直接使用加温软管给患者进行加温。

11.5.3 使用加温设备需调节好设备参数、观察患者皮肤等情况,并做好交接班。

11.5.4 术中冲洗液的温度不宜超过37℃。

11.5.5 深低温治疗等特殊患者应根据医嘱及核心温度的变化情况,调节合适的加温设备参数和选择液体冲洗温度。

11.6　灼伤

11.6.1　电外科灼伤　预防措施参照第三章电外科安全。

11.6.2　化学性灼伤

11.6.2.1　根据患者情况及手术部位选择合适种类和浓度的消毒剂。

11.6.2.2　消毒皮肤时,消毒剂使用量适度,以不滴为宜,并注意相关部位的保护。

11.6.2.3　使用碘酊消毒时应注意彻底脱碘。

11.6.2.4　使用碘酊、苯酚等化学剂时需注意保护周围皮肤及组织。

11.6.3　冷光源设备相关性灼伤

11.6.3.1　应遵照生产厂家说明书使用。

11.6.3.2　导光束应与光源主机、光学视管匹配使用,光源即用即开,根据手术需要调节光源亮度(由弱到强)。

11.6.3.3　已开启光源的物镜不应直接照射手术铺单或直接接触患者皮肤。

11.6.3.4　发现设备异常应立即停止使用并及时报修。

11.6.4　动力系统相关性灼伤

11.6.4.1　应遵照生产厂家说明书使用。

11.6.4.2　使用时应保护周围皮肤及组织,调节适宜的运转速度,避免连续使用时间过长,局部降温。发现动力系统手柄过热应立即停止使用并及时报修。

11.6.4.3　暂停使用时应妥善放置电机、附件及工具,手柄控制器应调至锁定状态,脚踏控制器应放置妥当,避免意外启动。

11.6.5　激光设备相关性灼伤

11.6.5.1　应遵照生产厂家说明书使用。

11.6.5.2　去除患者首饰、角膜接触镜(隐形眼镜)等易造成灼伤的物品,注意保护患者眼睛。

11.6.5.3 正确调节合适的功率和模式,使用前做好激光发射点的瞄准检查和调整。

11.6.5.4 气道手术需使用激光专用气管导管。使用激光设备时应关闭气道氧气。

11.6.5.5 使用防反光的器械或用湿纱布遮盖发光器械的表面。

11.7 冻伤

11.7.1 使用冰块、冰屑、冰帽等物品时,应用布单包裹使用,不应直接接触患者皮肤。

11.7.2 降温时应严密观察患者体温、局部皮肤组织等情况,头部降温时应做好耳郭等部位的保护。

11.7.3 低温保存供体器官时应避免冰块或冰屑直接接触器官组织。

11.8 烧伤

11.8.1 使用含酒精的消毒液消毒皮肤时,应避免消毒液积聚于手术部位。消毒后应待酒精挥发后再启用电外科或激光设备,以免因电火花或激光遇易燃液体而致患者皮肤烧伤。

11.8.2 气道内手术使用电刀或电凝时应关闭气道氧气,防止气道烧伤。

11.8.3 肠道手术禁忌使用甘露醇灌肠,肠梗阻的患者慎用电刀。

12 手术室药品管理

12.1 目的

为手术人员提供各类手术药品的管理原则、管理方法及建议,规范手术药品管理和使用,保障手术患者安全。

12.2　管理原则

12.2.1　应根据国家对药品管理的相关法律法规,建立和完善药品使用与管理规章制度。

12.2.2　麻醉和精神类药品的管理、处方审核和调配,应具有经过资格认定的药师或者其他药学技术人员负责。

12.2.3　建立高警示药品管理规范,对听似、看似、一品多规的药品,应有统一的"警示标识"。

12.2.4　药品使用应遵循现用现配和近效期使用原则,注意药物的配伍禁忌和不良反应。

12.2.5　药品贮存的环境、设施与设备应符合药品质量管理的要求。

12.2.6　药品有质量问题应报告有关部门并及时召回,保留原始记录。

12.3　管理方法

12.3.1　基本管理方法

12.3.1.1　根据临床使用需求量设立药品基数,专人管理,定期盘点,账实相符。

12.3.1.2　根据药品性质与特点,分区、分类存放,标识规范、清晰,针剂药品应使用原包装盒保存方法。

12.3.1.3　对易燃、易爆的药品或制剂应放置在防爆柜内,远离明火。

12.3.1.4　对易氧化的药品应放在阴凉处,避光保存。

12.3.1.5　需冷藏保存的药品应放入医用冰箱内,定时检查温度并记录,异常应及时处理。

12.3.1.6　抽吸后的药品应放入无菌盘,标识清晰,并注明保存时间。

12.3.1.7 手术台上使用的药品应遵循无菌技术原则,做好药品标识。

12.3.2 使用管理方法

12.3.2.1 药品使用时应严格执行三查八对,并核对药物过敏史、过敏试验结果等。

12.3.2.2 抢救或手术中使用药品时,可执行口头医嘱,应双人核对并复述,使用后 6h 内完成记录。

12.3.2.3 药品使用后应注意观察药物的作用与不良反应,发现问题应及时处理,并上报不良事件。

12.3.3 麻醉药品和精神药品(麻精药品)管理方法

12.3.3.1 应遵循《麻醉药品和精神药品管理条例》《处方管理办法》《医疗机构麻醉药品、第一类精神药品管理规定》《麻醉药品、第一类精神药品购用印鉴卡管理规定》等管理规范。

12.3.3.2 实行专人管理、专柜加锁、专用账册、专用处方、专册登记的五专管理模式,严格执行全程双人操作制度,麻精药品的处方开具、使用和管理不得仅由同一人实施。全程批号管理和基数每天清点结算制度。

12.3.3.3 应采用双锁保险柜或麻精药品智能调配柜储存,储存区域设有防盗设施和安全监控系统,用以监控取药及回收药品等行为。相关监控视频保存期限原则上不少于 180d。

12.3.3.4 使用管理要做到日清日结、账物相符。回收管理要求处方、空安瓿由专人统一保管。

12.3.3.5 未使用完的注射液和镇痛泵中的剩余药液,应由麻醉医师、药师或护士双人进行处置,并记录。

12.3.3.6 医院应加强麻精药品物流系统和信息化平台建设,全流程管理,实现来源可查、去向可追、责任可究的全程闭环式可追溯管理。

12.3.3.7 麻精药品发生意外情况,应立即上报,并及时处理。

12.3.4 围手术期预防性抗菌药物使用管理方法

12.3.4.1　使用前核查临时医嘱,与病区单元做好药品交接。

12.3.4.2　使用时严格执行三查八对,静脉输液应在皮肤、黏膜切开前 0.5~1h 或麻醉开始时给药,在输注完后开始手术,保证手术部位暴露时局部组织中抗菌药物已达到足以杀灭手术过程中沾染细菌的药物浓度。

12.3.4.3　手术时间超过 3h 或成人出血量超过 1 500ml,术中应遵医嘱追加一次预防性抗生素使用。

12.3.4.4　使用后再次执行三查八对。未使用完的抗生素应纳入交接班内容。

12.4　注意事项

12.4.1　使用应严格遵循药品使用说明书,定期对相关人员进行药品相关法律法规及合理用药知识的培训与考核。

12.4.2　高警示药品应严格按照法定给药途径和标准给药浓度给药,超出标准给药浓度的医嘱,医生须加签字。

12.4.3　护士在执行高警示药品医嘱时,应双人核对无误后方可给药。

12.4.4　药品交接时应注明患者姓名、病案号、药品名称、数量、规格、剂量等重要信息。

12.4.5　手术台上不同的药品应分开放置,标识醒目,防止混淆。添加消毒液、冲洗液体、化疗药等药品时,巡回护士与洗手护士应共同核对,确保用药正确。消毒液原则上不应在手术台上储存。

12.4.6　各类消毒液开启后应注明开启日期、时间及失效日期、时间并签名,应储存在原始容器中并保留原始标签。

12.4.7　预防性抗菌药物万古霉素或氟喹诺酮类应在手术前 1~2h 开始给药。

12.4.8　禁止使用有色添加剂在药液中,用以区别药物类别。

12.4.9　住院手术患者原则上不得使用自行外购药品及自

备药品。

13 手术医用耗材管理

13.1 目的

为医务人员提供手术医用耗材申领、储存、配送、使用、追溯等环节的管理规范,有效保障手术医用耗材的安全使用。

13.2 管理原则

13.2.1 建立医用耗材管理委员会,采用多学科管理模式,由医院相关职能部门负责高值医用耗材的管理。

13.2.2 根据《医疗器械监督管理条例》要求,按照医用耗材风险程度分类目录进行管理。

13.2.3 医疗机构应逐步建立医用耗材信息化管理制度和系统,采用医疗器械唯一标识系统(UDI)管理。进入人体组织、器官等植入物类高值医用耗材,应实现全生命周期可溯源,有条件的医院低风险的医用耗材也可实施信息化管理。

13.2.4 一次性医用耗材禁止重复使用。

13.2.5 复用医用耗材应遵循 WS310-2016 规范处理后,方可使用。

13.2.6 医疗机构应建立医用耗材临床使用质量安全事件报告制度,发现不合格医用耗材,立即停止使用并封存,及时按不良事件上报。

13.3 管理方法

13.3.1 一次性医用耗材的管理方法

13.3.1.1 高值医用耗材管理方法

13.3.1.1.1 纳入医院二级库房,由医院职能部门监管,专人专岗专管。可采用基数定量、虚拟库房、SPD 等管理方法。

13.3.1.1.2 根据医院界定的高值耗材范畴,实施一物一码,全程信息质量追溯。

13.3.1.1.3 手术人员根据每台手术需求申领高值医用耗材。

13.3.1.1.4 使用前应与术者核对耗材品名、规格、有效期、数量等信息,无误后方可拆包使用。

13.3.1.1.5 使用Ⅲ级或植入类、介入类医用耗材时,应签署知情同意书。使用后,及时手工登记或电子扫描、保存医用耗材的原始资料,并粘贴植入物类医用耗材的原始信息,电子扫描登记记录后自动生成植入类医用耗材单。

13.3.1.1.6 使用后的一次性医用耗材,应严格按照医疗废物管理有关规定处理。

13.3.1.1.7 医用耗材管理部门应指定专人、定期对高值医用耗材实施盘点,做到账物相符、账账相符。

13.3.1.2 低值医用耗材管理方法

13.3.1.2.1 应采用基数定量管理,专人负责,根据需求定期提交申领计划、医院相关部门确认审核,配送至手术室验收(产品合格证、质量、数量)确认后使用。

13.3.1.2.2 无菌医用耗材存放环境应符合 WS310-2016 要求。按照清洁物品和无菌物品分区、分批次放置,标识清楚,使用先近期后远期。

13.3.1.2.3 使用时,严格核查耗材品名、规格、有效期等产品信息,口头医嘱复述确认后,方可拆包装传递手术台上。

13.3.1.2.4 使用后应准确计价收费,避免使用和收费出现误差。按照医疗废物管理有关规定处理。

13.3.2 复用医用耗材管理方法

13.3.2.1 手术室复用医用耗材分为手术器械(又称硬器械)和医用织物(又称软器械)两种。

13.3.2.2 复用手术器械应实施集中管理,器械回收、分类、清洗、消毒、干燥、包装、灭菌和存储可参照 WS310-2016 标准。

13.3.2.3 特殊感染器械(朊病毒、气性坏疽和不明原因感染等)宜采用一次性诊疗器械、器具和物品,使用后遵循 WS/T367-2012 标准进行处理。

13.3.2.4 医用织物宜选择无脱絮(落絮)、阻菌、透气性好、防渗透的材质,使用前应检查完整性,使用后清洗应遵循 WS/T508-2016《医院医用织物洗涤消毒技术规范》处理。

13.4 注意事项

13.4.1 遵照医用耗材使用说明书、技术操作规程等合理、安全使用。

13.4.2 新进医用耗材临床使用前,应对相关人员进行培训。

13.4.3 Ⅲ级风险医用耗材,应当按照医疗技术管理有关规定,由具有技术操作资格的卫生技术人员使用。

13.4.4 需冷链管理的医用耗材,应严格落实冷链管理要求规范,并确保各环节温度可追溯。

13.4.5 手术中使用的医用耗材不宜从病房带入,箱装类医用耗材应去除外包装后,才能保存在洁净区环境中。

13.4.6 医用耗材进货查验记录应当保存至使用终止后 2 年,植入性医用耗材进货查验记录应当永久保存,确保信息可追溯。

13.4.7 医用耗材临床试验按照相关规定执行。

14 术中获得性压力性损伤预防

14.1 目的

评估术中获得性压力性损伤(intraoperative acquired pressure injury,IAPI)风险因素,界定手术患者 IAPI 的风险级别,为预防 IAPI 提供精准护理措施,降低 IAPI 发生率。

14.2　基本要求

14.2.1　手术患者应进行压力性损伤风险评估。

14.2.2　风险评估分值赋分应遵循量表评定细则。

14.2.3　根据 IAPI 评估风险级别,应采用分级预防措施。

14.3　风险评估

14.3.1　评估时机　择期手术于术前一日或入手术间时、急诊手术接诊时应进行患者压力性损伤风险评估,术中结合患者手术进程动态评估。

14.3.2　评估工具　评估时应使用"CORN 术中获得性压力性损伤风险评估量表",见附录 3;评估分值应遵循"CORN 术中获得性压力性损伤风险评估量表评定细则",见附录 4。

14.3.3　风险界定　根据 CORN-IAPI 评估量表,术前评估总分值 < 9 分为 IAPI 低风险,9~14 分为 IAPI 中风险,> 14 分为 IAPI 高风险;术中评估总分值 < 8 分为 IAPI 低风险,8~12 分为 IAPI 中风险,> 12 分为 IAPI 高风险。

14.4　预防措施

14.4.1　根据评估风险等级,在安置手术体位前,应采用分级预防措施。

14.4.2　术前 IAPI 分级预防措施

14.4.2.1　低风险手术患者:采取标准预防措施。

14.4.2.1.1　应保持受压部位皮肤清洁、干燥,避免床单位潮湿和皱褶。

14.4.2.1.2　宜使用具有记忆海绵手术床垫预防术中压力性损伤,弹性和支撑度良好,无"触底"现象,避免手术床垫过硬。

14.4.2.1.3　应规范安置手术体位,观察手术体位受压部位皮肤状态,保持患者肢体、躯干处于功能位,避免过度牵拉增加剪切力。

14.4.2.1.4 肢体部分宜使用棉质/海绵/凝胶/流体等材质体位垫托起,仰卧位、人字分腿位、侧卧位等手术患者足跟可采用肢体托起装置,保持悬浮状态。截石位手术患者搁腿架上可使用凝胶/泡沫垫增加支撑面,分散膝部和小腿腓肠肌肢体压力,避免跟腱和腘静脉受压。

14.4.2.1.5 安置俯卧位时,应选择合适的体位垫预防患者眼部、男性生殖器和女性乳房等部位的受压器官。

14.4.2.2 中风险手术患者:在低风险预防基础上,增加以下预防措施:体位安置前可在手术床上使用凝胶/流体等材质体位垫,增加患者身体支撑面,将压力分布体表面积扩大,以减少骨突处压力来降低压力性损伤发生的危险。

14.4.2.3 高风险手术患者:在中风险预防基础上,应增加以下预防措施:在各种手术体位的受压部位,应使用预防性敷料进行局部减压。手术体位皮肤与皮下组织受压部位见附录5。

14.4.3 术中 IAPI 动态预防措施

14.4.3.1 低风险患者:采用标准预防措施。

14.4.3.1.1 可采用盖被、肢体包裹、冲洗液加温、环境温度调节等综合保温措施,维持患者核心体温在正常范围内。

14.4.3.1.2 观察术中出血量及血压变化,应遵医嘱选择输注液体或血制品类别,维持患者循环稳定。

14.4.3.1.3 术中调整或变换手术体位时,应在体位受压部位增加棉质/海绵/凝胶/流体等体位垫进行减压预防,必要时实施手术体位微调整。

14.4.3.2 中风险患者:在低风险预防措施基础上,应增加以下预防措施:

14.4.3.2.1 根据患者核心体温变化,可采用体表加温、输注液体和血制品加温等主动升温方法维持患者核心体温稳定。

14.4.3.2.2 术中大量出血发生低灌注事件,应遵医嘱及时建立多条静脉通道,使用胶体、晶体液体或血制品等,调节速度,维持患者循环稳定。

14.4.3.3 高风险患者:在中风险预防措施基础上,应增加以下预防措施:在手术允许情况下,术中应对患者进行手术体位微调整,具体措施如下:

14.4.3.3.1 受压部位在头枕部,可以左右侧变换受压部位;在头面部,可以抬高受压部位,减轻局部压力,促进血液循环。

14.4.3.3.2 受压部位在骶尾部或身体背侧,可适度调节手术床角度如头高脚低或左右倾斜角度,变换受压部位。

14.4.3.3.3 受压部位在四肢或腹侧等,可采用 14.4.2.1.4 和 14.4.2.1.5 的方法。

14.4.4 糖尿病手术患者宜采用预防性敷料保护皮肤。

14.4.5 带入压力性损伤患者应根据压力性损伤分期采用预防措施,建议在国际造口治疗师的指导下进行。

14.4.6 对于 IAPI 中风险伴有极度肥胖(BMI > 40),或手术时间 > 6h,或年龄 > 75 岁的患者,受压部位皮肤应采用预防性敷料。

14.4.7 预防器械相关性压力性损伤、黏膜压力性损伤,应定期监测医疗器械松紧度,在皮肤 / 黏膜 - 设备或器械交界面使用纱布、纱垫、凝胶垫等敷料降低 / 重新分布压力。术中及时收回手术器械,避免发生医疗器械相关压力性损伤风险。使用粗细适宜的管道插管,避免发生腔隙黏膜压力性损伤。

14.5 注意事项

14.5.1 定期培训护理人员 IAPI 相关知识和预防技能,持续改进预防 IAPI 质量。

14.5.2 指南评估中的"手术时间"是指从患者安置手术体位后持续受压的时间,风险因素评估中大于最大值应采用最大值赋分,术中动态评估时机指发生了量表中的风险因素即可评估。

14.5.3　有压力性损伤风险的手术患者,在转运过程中受压部位应考虑使用体位垫或预防性敷料增加支撑面,避免持续受压导致压力性损伤程度发展。

14.5.4　术后患者受压部位发生压红或发生 IAPI,应及时界定 IAPI 分期,并与 PACU/ICU/ 病房等护理单元责任护士进行交接。

14.5.5　手术患者发生 IAPI,应上报压力性损伤安全事件。

15　手术安全核查

15.1　目的

为手术医务人员提供手术安全核查的操作规范,加强团队协作,避免对患者造成不必要的损害,确保"正确的患者、正确的麻醉方式、正确的手术部位、正确的手术方式",保障手术患者的安全。

15.2　手术安全核查推荐意见

推荐意见	证据等级	推荐级别
管理原则		
(1)依据国家有关规定,结合实际情况,建立手术安全核查制度,制定标准化流程,规范《手术安全核查表》。	5b	A
(2)按要求对手术安全核查各环节核查要点、核查方法、记录形式等做出明确的规定。	5b	A
(3)可根据医院自身情况对《手术安全核查表》进行适当修订,项目只增不减、严格按规范执行,同时避免使核查表内容过于复杂而难以操作。	5b	A
核查人员和时机		
(1)手术安全核查应由具有执业资质的手术医师、麻醉医师和手术室护士三方共同进行。	3c	A

续表

推荐意见	证据等级	推荐级别
(2)鼓励清醒的患者全程参与手术安全核查,全身麻醉患者在麻醉实施前参与手术安全核查。	2d	B
(3)严格落实手术安全核查制度,按照《手术安全核查表》在麻醉实施前、手术开始前和患者离开手术室前,由麻醉医师牵头,以口述核对方式逐项核对相关内容。	3c	A
核查内容和流程		
(1)麻醉实施前:应确认手术患者身份、手术部位、手术名称以及相关的术前准备是否完成,主要包括:患者身份(姓名、性别、年龄、病案号)、手术方式、手术部位与标识、手术知情同意、麻醉知情同意、麻醉方式、麻醉设备安全检查、皮肤是否完整、术野皮肤准备、静脉通道建立情况、患者过敏史、抗菌药物皮试结果、术前备血、体内植入物、影像学资料等内容。	2c	A
(2)手术开始前:核查三方人员应暂停手中工作,进行手术安全核查,确保三方核查人员在各自专业角度关键问题上的再次沟通、风险预警及相应准备情况确认,主要包括:患者身份(姓名、性别、年龄、病案号)、手术方式、手术部位与标识、预计手术时间、预计失血量、手术关注点、麻醉关注点、物品灭菌合格情况、仪器设备准备情况、术前术中特殊用药等。手术物品的准备情况由手术室护士汇报。	2c	A
(3)患者离开手术室前:应确保准确的手术物品清点、正确的术后注意事项等,主要包括:患者身份(姓名、性别、年龄、病案号)、实际手术方式、手术用药和输血的情况、手术物品清点、手术标本确认、皮肤情况、管路情况、患者去向等内容。	2c	A
文书记录		
(1)《手术安全核查表》书写过程中需做到准确、及时、完整;文字工整,字迹清晰,书写过程中出现错字时,应当用双线划在错字上并签名及日期,不得采用刮、粘、涂等方法掩盖或去除原来的字迹。若为电子记录表单,应及时、准确、规范填写,并签字存档。	5b	A

续表

推荐意见	证据等级	推荐级别
(2)《手术安全核查表》,由麻醉医师以打"√"的形式完成,即核对一项、打"√"一项。	4b	B
(3)《手术安全核查表》中不涉及的选项,例如"其他",应用"无"来填充。	5b	A
(4)《手术安全核查表》作为对手术安全核查工作的客观记录,住院患者《手术安全核查表》应归入病历中保管,非住院患者《手术安全核查表》由手术部门负责保存一年。	5b	A
教育培训		
(1)手术安全核查人员(手术医师、麻醉医师、手术室护士)均需在接受手术安全核查相关培训后方可执行手术安全核查。	2a	B
(2)手术安全核查可根据各级医疗机构条件、资源,选取不同形式的教育培训。	2a	B
注意事项		
(1)手术开始前,对手术使用的设备、设施、耗材等进行全面检查,确保相关设备设施功能完好,耗材准备到位,性能符合要求。	1a	A
(2)手术安全核查应口头逐项确认手术安全核查表的所有项目,避免把核查表仅当作书面文件使用,不得流于形式。	5b	B
(3)无麻醉医师参与的手术,由手术医师牵头核查并填写《手术安全核查表》。	5b	B
(4)根据 WS/T813-2023《手术部位标识标准》要求做好手术标识,并确保患者皮肤消毒前手术部位标识清晰可见。	1b	A

10

第十章　仪器设备管理

1 概述

1.1 目的

规范仪器设备的操作规程,指导手术室护士正确评估、使用、维护仪器设备,减少操作过程中的安全隐患,最大限度地确保使用过程中患者及医护人员安全。

1.2 适用范围

该指南适用于各种不同的医疗环境,包括住院部手术室、日间手术室、麻醉复苏室、普通住院病房、重症监护室、导管室、诊疗间等所有临床区域。

2 术语

2.1 非计划性围手术期低温症

非计划性围手术期低温症(inadvertent perioperative hypothermia,IPH)指体核温度低于36℃,是手术中常见的临床表现。

2.2 体温管理系统

体温管理系统(total temperature management system)是应用于医疗环境中(包含手术室)的一种体温管理解决方案,由加温设备和配套使用的加温毯等组成,用于预防和治疗低体温及为患者提供舒适的温度,对成人和儿童均适用。

2.3 外来手术器械

外来手术器械(loaner)指由器械供应商租借给医院可重复

使用,主要用于与植入物相关手术的器械。

2.4　植入物

植入物(implant)指放置于外科操作造成的或者生理存在的体腔中,留存时间为 30d 或者以上的可植入性医疗器械。

2.5　A0 值

A0 值(A0 value)为评价湿热消毒效果的指标,指当以 Z 值表示的微生物杀灭效果为 10K 时,温度相当于 80℃的时间(s)。

2.6　可追溯性

可追溯性(traceability)指对外来手术器械的来源、处理、使用等关键要素进行记录,保存备查,实现可追溯。

2.7　电动气压止血仪

电动气压止血仪(electric pneumatic system)采用数字化控制,通过高效气压泵充气于止血带,暂时阻断肢体血液循环,减少术中出血,提供无血手术视野。一般情况下,由带有显示器的压力调节器、连接线和充气袖带等部件组成。

2.8　保护衬垫

保护衬垫(protective lining)放置于皮肤与止血带之间,避免止血带与皮肤直接接触,通常为柔软的棉质材料,防止皮肤损伤。

2.9　驱血带

驱血带(exsanguinate)采用医用高分子材料、天然橡胶或特种橡胶制作而成,扁平长条形,伸缩性强,用于肢体驱血使用。

2.10　止血带并发症

止血带并发症(tourniquet complications)指因使用止血带可能引起的相关并发症：皮肤损伤、疼痛、骨 - 筋膜室综合征、神经损伤、深静脉血栓、血压下降，严重的可出现止血带休克等。

2.11　无影

无影指采用足够大面积(或者足够多)的光源从不同角度同时照射，形成术野光柱，使得术野照明范围内每个区域都能被光柱照射到，术野区域内无明显的阴影形成。

2.12　照明强度

照明强度指单位面积上所接受可见光的光通量，简称照度，单位勒克斯(Lux 或 Lx)。

2.13　光斑

光斑指在照明区域内，光的边缘照度达到中心照度 10% 所包含的整个区域范围，此时光在此范围内形成的具体形状。

2.14　色温

色温指绝对黑体加热到一定的温度，黑体发出的光所含的光谱成分，称为这一温度下的色温，从绝对零度(-273℃)开始加温后所呈现的颜色，由黑变红，转黄，发白，最后发出蓝色光。计量单位为"K"(开尔文)。

2.15　显色性

显色性指照明光源对物体色表的影响，是由于观察者有意识或无意识地将它与参比光源下的色表相比而产生的。

2.16 照明深度

照明深度即照明的距离,如图 10-1 所示:$L_1 + L_2 =$ 照明深度。无影灯照度在距离灯头玻璃表面 1 000mm 的位置处照度最高。光柱向上和向下都逐渐衰减。在最高亮度的 20%~100% 的纵向区域范围内,理论上都是正常满足手术需求的。所以 $L_1 + L_2$ 就是照明深度,这个深度范围内,光线满足手术的照明需求。

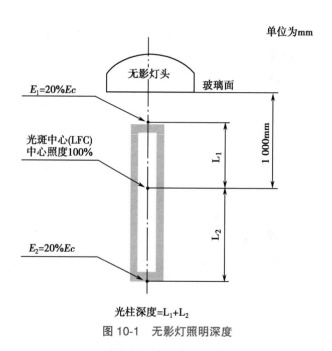

图 10-1 无影灯照明深度

2.17 手术无影灯

手术无影灯(图 10-2)用于手术部位照明,为切口和体腔中的人体组织和器官提供亮度高、色温佳、无影、聚焦好的照明设备。手术无影灯包含照度、无影率、冷光、照明深度、色温、显色指数和摄像等功能或参数需符合手术需求。

　　无影灯根据光源类型分为卤素灯和 LED 灯；从外形设计分类有吊顶无影灯、壁挂无影灯、移动无影灯、头灯等；从功能需求分有单头、多头、双母无影灯、母子灯、双子灯、检查灯等以及兼有摄像功能和多臂含显示器挂架等。

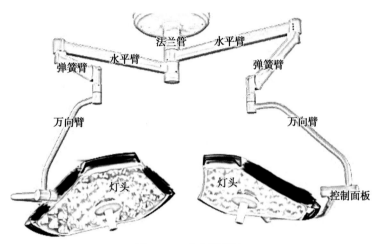

图 10-2　手术无影灯

2.18　手术床

　　手术床(手术台)指能够承载手术患者,根据手术需求变换各种位置,使之达到手术操作目的的医疗器材。

2.19　除颤仪

　　除颤仪(图 10-3)也称电复律机,是通过使用体外电极施加在患者的皮肤,或使用体内电极施加在暴露的心脏的电脉冲,用来使心率恢复正常的医用电气设备。

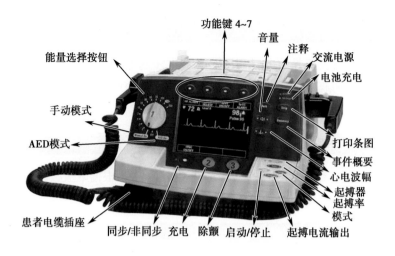

功能键 4~7
能量选择按钮
音量
注释
交流电源
电池充电
手动模式
AED模式
打印条图
事件概要
心电波幅
起搏器
起搏率
模式
患者电缆插座
同步/非同步　充电　除颤　启动/停止　起搏电流输出

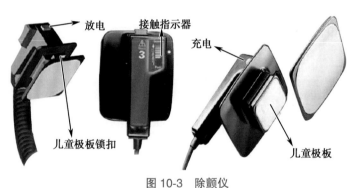

放电
接触指示器
充电
儿童极板锁扣
儿童极板

图 10-3　除颤仪

2.20　除颤

　　除颤是将一定强度的电流通过心脏,使心脏全部心肌或绝大多数心肌纤维在瞬间立刻全部去极化,心脏短暂停搏后,窦房结或其他自律性高的起搏点重新主导心脏节律。包括电复律和电除颤。

2.21　电复律

电复律是放电时需要与 R 波同步的电击,以避开在心室的易损期放电可能发生的心室颤动。用于治疗各种室上性心动过速以及单形性室性心动过速。

2.22　电除颤

电击用于终止心室颤动时称为电除颤。根据电极板放置位置分为胸外除颤、胸内除颤。

2.23　激光设备

激光设备(light amplification by stimulated emission of radiation,LASER)是指通过激发电子或分子转换至较低能级而生成强烈、连贯、定向光束的装置。

2.24　名义危险带

名义危险带(nominal hazard zone)是指在激光设备正常运行期间产生的直接、反射或散射辐射的水平超过了适用的最大允许接触量的空间,如手术间。

2.25　手术显微镜

手术显微镜(surgical microscopes)用于手术和其他的医疗过程中观察的体视显微镜,由光学系统(包括物镜、镜管和目镜等)、照明系统、支架及电气装置组成,根据不同的使用要求配置各种相应的配件。

3　充气式加温仪

3.1　评估

检查主机功能状态,调节的模式、参数符合手术需求;检查安放位置及出风口软管接入位置。

3.2　操作要点

3.2.1　遵循生产厂家的使用说明。

3.2.2　参照使用标识,将加温毯在手术床上适宜位置铺展开,连接充气式加温仪。

3.2.3　根据使用环境温度、手术(治疗)类型、患者的实时体核温度及患者身体状况,在整个围手术期中应选择合适的温度挡和风速,并与医生确认。

3.3　观察要点

3.3.1　观察设备运转情况,面板上仪表灯是否正常,故障灯有无亮起。

3.3.2　观察患者局部体表温度的变化情况,防止局部热损伤。

3.4　加温毯的使用

3.4.1　严格遵循生产厂家提供的使用说明:与加温设备配套使用,否则可能会造成热损伤。

3.4.2　应始终将加温毯带孔的一面朝向患者,不得把未打孔的一面放在患者身下或身上。

3.4.3　不能单独使用加温仪软管给患者加温,须始终将软管连接至配套加温毯。

3.5　注意事项

3.5.1　只有在充气式加温仪安稳地放置在干燥、硬质、平整的表面上或安全固定之后，才能开始加温治疗。

3.5.2　充气加温毯为一次性耗材，仅供单一患者使用，一人一用。

3.5.3　如果超温指示灯亮起并听到提示声，则不得继续使用，拔掉装置电源插头并联系有资质的服务技术员。

3.5.4　充气式加温仪符合医疗电磁干扰的要求，若其他设备发生无线电频率干扰，请将该设备连接到不同电源。

3.5.5　仪器应定期由专业人员检测及保养。

4　外来手术器械管理

4.1　目的

规范外来手术器械的管理，指导手术室与消毒供应中心工作人员对外来手术器械进行正确的评估接收、清洗消毒、检查包装、灭菌、灭菌监测、存储发放、使用、归还、信息追溯，降低外来手术器械使用的感染风险，确保患者及医护人员的安全。

4.2　管理原则

4.2.1　医院应按照国家卫生行政管理部门规定，设立外来手术器械的资质审核和准入管理职能部门。还应有对外来手术器械接收、清点及质量管理的流程与制度。

4.2.2　符合医院审批备案、允许使用的手术器械。

4.2.3　临时采购使用的外来手术器械应符合国家和医院的采购标准和要求。

4.2.4　外来手术器械应由消毒供应中心接收，并遵照

WS310-2016 规范进行清洗、消毒、灭菌与监测。

4.2.5 使用管理应有相关管理制度,做好外来器械使用登记;登记内容包括:患者信息、手术日期、器械种类、数量、器械经销商、灭菌信息、生物监测结果等内容。确保信息准确、保存完整,以便追溯。

4.2.6 供应商跟台人员应相对固定,并遵照医院规定,在医政医管部门备案;经过相关部门培训并考核合格后方可进入手术室;供应商跟台人员严禁洗手上台参与各项无菌技术操作。

4.3 处理流程

4.3.1 评估接收

4.3.1.1 外来手术器械和植入物在规定时间内送至消毒供应中心:择期手术最晚应于术前日 15 时前将器械送达;急诊手术应及时送达。

4.3.1.2 配送人员与专职人员共同核查清点器械的名称、数量、完整性、功能及清洁度等。双方确认签名,记录完善保存备查。

4.3.1.3 供应商应提供器械清洗、消毒、灭菌方法与参数要求说明书。

4.3.1.4 应在去污区的指定位置进行外来手术器械的清点、核查。

4.3.1.5 应根据外来手术器械的材质、精密程度等进行分类清洗、消毒、灭菌处理。

4.3.2 清洁、消毒、灭菌、包装、储存应遵守 WS310.2-2016。

4.3.3 使用

4.3.3.1 应将外来手术器械信息与患者信息相关联,实现可追溯。

4.3.3.2 使用前根据器械清单需确认外来器械品名、型号、数量、性能以及查看其完整性,遵循第五章手术物品清点要求进行清点。

4.3.3.3　及时记录植入物的名称、数量及使用情况。

4.3.3.4　体内植入物取出后应进行登记并按医疗废物处理。

4.3.4　归还

4.3.4.1　使用后应及时去除明显的残留组织、骨屑、血液等,采用封闭的方式运送至消毒供应中心,并由专人进行清点核对。

4.3.4.2　特殊感染手术的外来器械及植入物应遵循WS367-2012的要求做好消毒处理。

4.3.4.3　使用后的外来器械应经消毒供应中心清洗、消毒方可交还供应商,双方确认并记录存档。

4.3.5　信息追溯

4.3.5.1　推荐采用无菌物品信息追踪系统进行外来手术器械的全程信息跟踪和追溯管理。

4.3.5.2　记录外来手术器械处理各环节的关键参数,包括回收、清洗、消毒、检查、包装、灭菌、储存、发放、使用等环节的信息。信息包括操作者、操作时间、清洗消毒灭菌技术参数和检测结果等。

4.3.5.3　外来手术器械应有唯一性编码(如条形码/二维码/RFID),并可客观、真实、及时追溯处理环节。能关联所有操作过程、使用过程中的人、事、物(包括患者信息、手术房间信息、手术者信息等)。

4.4　注意事项

4.4.1　手术室和消毒供应中心(包括社会化消毒供应服务机构)应建立外来手术器械及植入物专岗负责制的管理制度,人员相对固定。

4.4.2　新型外来手术器械和植入物使用前应组织相关人员

进行培训。

4.4.3 使用中发生的不良事件应及时记录、上报、改进。

5 间歇式充气压力装置

5.1 评估(推荐参考附录 2)

5.1.1 患者

5.1.1.1 患者病史,是否有使用禁忌证。

5.1.1.2 腿围、皮肤,如温度、颜色、完整性等。

5.1.2 环境

5.1.2.1 避免电力设备暴露在易燃性的气体中。

5.1.2.2 保持环境干燥整洁,避免血液、体液、手术冲洗液、消毒液浸湿设备。

5.1.2.3 设备使用时避免靠近其他设备或与其他设备层叠放置,以免影响设备正常运行。

5.1.3 设备

5.1.3.1 设备主机外观完整、清洁,功能状态正常,调节模式、参数设置符合要求,机身及其附件损坏禁止使用。

5.1.3.2 连接管组件外观完整,管路无断痕、老化,连接管连接接头完好,可以正常使用。

5.1.3.3 充气带类型、大小符合需要,外观完好、清洁、无破损,粘贴性能完好。

5.2 操作要点

5.2.1 安装气泵 将气泵妥善放置,连接管组件连接到气泵上,连接电源。

5.2.2 充气带使用

5.2.2.1 选择适合的充气带类型:包括小腿充气带、足部充气带和大腿充气带。

5.2.2.2 将充气带连接到与气泵相连的连接管组件上,妥善安置管路,避免导致医疗器械相关性压力性损伤。

5.2.3 气泵操作

5.2.3.1 按开机键启动设备,显示器开启,系统将立即进入充气带自检模式,监测气泵和充气带的充气、放气性能。自检完成后进入正常运行模式。

5.2.3.2 单侧肢体使用只需连接气泵上的其中任意一条管路,另外一侧管路妥善安置,并切换至单侧肢体模式。

5.2.4 报警处理

5.2.4.1 检查使用模式与设定模式应一致,确保选择的单/双腿模式与实际连接到连接管组件上的充气带数量相符。

5.2.4.2 检查连接管是否打折或漏气,确保连接管各接头连接牢固,检查各接头是否有裂隙或损坏,并确保无打折,然后重置报警。

5.3 观察要点

5.3.1 观察设备运行的情况,及时排除故障及报警。

5.3.2 治疗过程中应注意观察肢体皮肤颜色、温度和动脉搏动情况,判断有无肢体血运受阻情况。

5.3.3 观察患者皮肤完整性,如有炎症、破损、压力性损伤等情况发生,应暂停使用。

5.3.4 关注患者病情变化,及时协助处理。

5.4 注意事项

5.4.1 建议采用综合预防措施,遵医嘱使用该设备,使用前与手术医生再次核对确认。

5.4.2 注意充气带松紧适宜,以能容下一指为宜并注意管道合理放置,材料接触皮肤时应当保证无折皱。避免骨 - 筋膜室综合征、腓神经麻痹、皮肤压力性损伤等的发生。

5.4.3　术中变换体位,护士应重新评估加压带及管路的位置,确认设备是否正常运行。

5.4.4　设备放置位置适宜,方便使用,避免仪器设备相互干扰。

6　气压止血仪

6.1　适应证

6.1.1　创伤止血　四肢手术。

6.1.2　创造无血、清晰的术野　膝、踝、肘、腕等关节置换手术。

6.2　禁忌证

6.2.1　绑扎止血带部位的皮肤破溃、水肿者。

6.2.2　血栓性闭塞性脉管炎、静脉栓塞、严重动脉硬化、血管性疼痛患者。

6.2.3　血液病患者。

6.3　操作要点

6.3.1　操作前

6.3.1.1　评估手术

6.3.1.1.1　与手术医生确认手术是否使用气压止血仪。

6.3.1.1.2　根据手术适应证准备气压止血仪。有禁忌证者不应使用气压止血仪。

6.3.1.1.3　护士应了解相关风险与并发症。

6.3.1.2　评估患者

6.3.1.2.1　皮肤状况:拟使用袖带部位及远端皮肤无破损、

肢体感染等。

6.3.1.2.2　肢体周长和形状：选择合适型号止血带袖套，确保袖套腔可完全覆盖肢体并扣紧。

6.3.1.2.3　既往病史：血管病史，静脉血栓病史，循环异常或周围动脉损伤病史，透析通路、肿瘤病史、有无骨折、体内金属植入物、PICC 导管等。

6.3.1.3　检查设备

6.3.1.3.1　检查主机状态：确认整套止血仪装置功能正常、清洁。调节的模式、参数符合手术需求。

6.3.1.3.2　检查袖套：外观清洁、衬垫平整、气囊及连接管完好，连接件无破损、漏气；扣和绑带完整（非无菌性止血带）。

6.3.1.3.3　准备止血仪主机：放置在患侧绑止血带部位的上方（头侧）备用。

6.3.2　操作时

6.3.2.1　遵医嘱使用气压止血仪。

6.3.2.2　连接电源，开机自检。

6.3.2.3　绑扎止血带

6.3.2.3.1　肌肉丰富位置：一般上肢置于上臂近端 1/3 处，下肢应置于大腿中上 1/3 处，距离手术部位 10~15cm 以上。

6.3.2.3.2　环套保护衬垫：置于使用止血带袖套部位。衬垫应软、无褶皱、全包裹。

6.3.2.3.3　缠绕止血带：应轻微加压于保护衬垫外肢体肌肉较丰富部位；使用止血带锁扣或绑带缠绕固定止血带外层，松紧适宜。止血带连接管朝头侧。若袖套接近无菌区域，应选择无菌袖套。

6.3.2.4　止血带连接管与主机出气口紧密连接。

6.3.2.5　设置止血仪压力参数值及时间参数值：止血仪充气压由外科医师或麻醉医生根据患者手术部位、病情、手术时间、收缩压等决定。一般标准设定值：上肢 200~250mmHg、时间<60min；下肢 300~350mmHg、时间<90min。如根据患者血压设定，上肢压力为患者收缩压加 50~75mmHg，下肢压力为患者收缩压加 100~150mmHg。

6.3.2.6 驱血充气：先抬高患侧肢体，驱血带彻底驱血后进行充气，压力达到设定值停止充气，放平肢体。四肢恶性肿瘤手术、开放性创伤禁止驱血。

6.3.2.7 设定报警提示音：倒计时为 10min、5min、1min 时，及时提示医生。

6.3.2.8 止血带放气：放气应缓慢、逐步进行；如双侧肢体使用止血带时，不应同时放气。

6.3.3 操作后

6.3.3.1 检查患者皮肤有无损伤。

6.3.3.2 关闭电源开关，整理电动气压止血仪及附件。

6.3.3.3 记录止血仪使用情况。

6.4 观察要点

6.4.1 设备运转情况。

6.4.2 手术野的止血效果，气压止血仪压力表有无漏气等问题。

6.4.3 绑扎松紧度 以能容纳一指为宜，过紧易造成止血处皮肤、神经、血管、肌肉的损伤，甚至引起肢体远端坏死；过松达不到止血的目的。肥胖患者扎止血带时，注意皮肤平整。

6.4.4 术中关注患者生命体征变化。

6.4.5 术后检查患者止血带处皮肤有无水疱、淤血、破溃、疼痛等皮肤受损情况，手术室巡回护士与病房责任护士做好皮肤情况交接工作。

6.5 注意事项

6.5.1 遵循生产厂家的使用说明进行操作。

6.5.2 遵医嘱使用气压止血仪,并与手术医生、麻醉医生再次复述、核对确认,记录时间。

6.5.3 如需继续使用时,应先放气 10~15min 后再充气并重新计时。重复使用时,充气时间应缩短,间歇时间相对延长,缩短肢体缺血时间。

6.5.4 严格掌握止血仪使用禁忌证、压力和时间,避免发生止血带并发症。

6.5.5 高原使用止血仪时,应严格控制使用时限和压力,尽量缩短在 60min 内。

6.5.6 把握好使用止血带的部位及松紧度,并加以内衬垫保护皮肤。

6.5.7 提示音应调至工作人员可清晰听到的音量。

6.5.8 双侧肢体同时使用气压止血仪应将设备、线材标示清楚。

6.5.9 止血带放气,应注意速度,关注生命体征,遵医嘱调节输液速度。

6.5.10 操作人员需经过气压止血仪的培训后方可进行操作。

6.5.11 使用后的止血带均应及时清洁,保证清洁、无污垢、无血迹残留。

6.5.12 仪器应定期检测、校正及保养,并做好记录。

7 手术无影灯

7.1 评估

7.1.1 环境评估 温度、湿度应符合手术室标准。

7.1.2 设备评估

7.1.2.1 安装评估

7.1.2.1.1 无影灯通常固定安装在天花板上,通过预埋钢结构支架安装固定组件。无影灯的工作距离(灯头离术野区域)一般为 70~160cm,最佳为 100cm。

7.1.2.1.2 无影灯应根据手术要求和手术室面积进行配置,需有独立开关、可调节亮度和光斑以及色温等功能按键。可选配墙面控制系统、内置摄像系统、旁置摄像系统、一体化信息模块、铅屏风显示器挂架等。

7.1.2.2 功能评估:无影灯使用前,需对各组成部分进行功能评估。功能正常方可投入使用。

7.1.2.3 使用评估

7.1.2.3.1 活动度调节:无影灯悬臂根据功能可垂直升降或水平旋转移动,各关节臂的连接处可绕关节部位进行 340° 或 360° 旋转,操作灵活,定位准确。

7.1.2.3.2 照度调节:可根据手术需求进行调节,照度范围为 4 万 ~16 万 Lux。超过 16 万照度会伤害医护人员的眼睛,故欧洲电工组织和中国无影灯行业标准规定,无影灯最高照度应 ≤ 16 万 Lux。

7.1.2.3.3 光斑调节:无影灯应有可调节光斑的功能,不同光斑尺寸以适应不同大小的手术区域。

7.1.2.3.4 色温调节:部分高档 LED 无影灯会增加色温调节的功能模式,便于降低医生眼睛疲劳度或提高医生兴奋度,以及在不同手术类型中,更容易分辨术野组织。

7.1.2.3.5 配置选择:根据实时拍摄和录制手术进程需要,可选择旁置摄像系统或者内置摄像头,以及配置相应的显示器等。

7.2 操作要点

7.2.1 检查无影灯外观和各关节臂,确认功能是否正常。

7.2.2 打开控制面板上的无影灯总电源开关(图 10-4)。

7.2.3 打开按键面板上的灯头开关。

7.2.4 安装对应的灭菌手柄。

7.2.5 调节无影灯的灯头扶手或者手柄,将灯头调到合适位置和高度。

7.2.6 根据术者习惯或者手术类型的需求,调节合适的色温、光斑大小及亮度。

7.2.7 使用结束,应先将亮度调小,再关闭灯头开光,再关闭控制面板上的"总电源开关"并将手术灯复位放置。

7.2.8 若是作为腔镜手术的引导光源,则按腔镜模式按键进行切换。

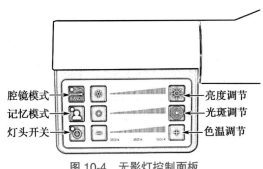

图 10-4 无影灯控制面板

7.3 清洁、消毒、灭菌

7.3.1 每日启用前或手术结束后,用清水清洁无影灯表面。

7.3.2 发生血液、体液污染遵循先清洁,再消毒原则。消毒时应选用中性消毒剂,避免强碱强酸接触灯表面。

7.3.3 无影灯手柄灭菌应依据生产厂商说明选择灭菌方法,并遵循《医院消毒供应中心第 2 部分:清洗消毒及灭菌技术操作规范》WS310.2 相关规定执行。

7.4　日常检查维护

7.4.1　每日对无影灯功能进行检查,确保备用状态。

7.4.2　定期检查无影灯主体及各功能键及关节松动情况。

7.4.3　定期检查无影灯的阻尼情况,避免灯臂灯头飘移现象。

7.4.4　定期检查无影灯的弹簧力度,避免弹力不足或者弹力过载现象发生。

7.4.5　发现问题及时报设备科或厂家进行维护保养。

8　手术床

8.1　分类

8.1.1　根据驱动方式可分为电动驱动式手术床、液压驱动式手术床、机械驱动式手术床。

8.1.2　根据床面材质可分为不锈钢合金手术床、碳纤维手术床、磁兼容手术床等。

8.1.3　根据底座固定方式可分为移动式手术床、固定式手术床。

8.1.4　根据适用范围可分为多功能、显微外科、牵引、透视、磁兼容、转运功能等手术床。

8.2　基本结构(以电动驱动式手术床为例)

8.2.1　主体结构　手术床面、床柱、底座和遥控器四部分(图 10-5)。

8.2.2　配件　各类固定设备、支撑设备等,包括手术床垫、托手板、各式挡板和头托、腿架、约束带、麻醉头架、牵引支架等(图 10-6)。

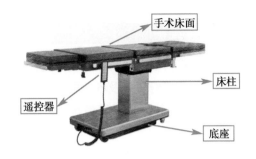

图 10-5 手术床主体结构

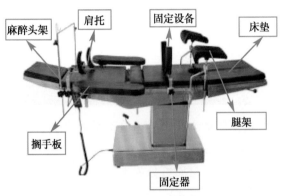

图 10-6 手术床配件

8.3 评估

8.3.1 环境

8.3.1.1 手术间:环境整洁,地面清洁、干燥。

8.3.1.2 放置位置:手术床中心线应与手术间长轴重合,手术床底座中心点应为手术间长轴与短轴十字交叉点,头侧手术床床边距墙不应小于 1.8m,主要术野应位于送风面中心区域。

8.3.2 手术床

8.3.2.1 外观完整、清洁,床板平整、稳固。

8.3.2.2 配件类型符合手术需求。

8.3.2.3 各项功能状态正常。

8.3.3 患者、手术

8.3.3.1 根据患者身高、体重和手术类别等选择合适的手术床及配件。

8.4 操作要点

8.4.1 检查 电源或蓄电量状态、锁定状态。

8.4.2 固定 正确选择并妥善固定各类配件。

8.4.3 调节 根据手术患者转运及手术需求调节手术床的高度或倾斜角度。调节时提醒术者暂停操作,告知麻醉医生及清醒患者。

8.4.4 观察 随时观察手术床及配件的稳定性。

8.4.5 整理 手术结束后按照第八章感染控制管理"手术室环境表面清洁与消毒"内容对手术床及各个配件进行清洁与消毒,定位放置,将手术床还原至初始状态。

8.5 注意事项

8.5.1 按照手术床及配件的厂家使用说明书操作。

8.5.2 操作者应熟悉手术床的性能及操作方法。

8.5.3 手术床底座及电源线上不应放置物品、配件或重物,防止碾压电源线。

不应喷洒或冲洗底座,防止电控系统短路损坏、零件生锈或故障。

8.5.4 避免手术患者身体直接接触床体的金属部位。

8.5.5 调节手术床时,应检查周围设备及患者身体各部位,避免发生意外伤害。

8.5.6 发现功能异常时应及时报修。

8.5.7 定期由专业人员维护保养并记录。

8.5.8 定期充电、放电操作,延长蓄电池使用寿命。

9 除颤仪

9.1 目的

规范除颤仪的操作规程,指导手术室护士正确评估和使用。减少操作过程中的安全隐患,最大限度地确保术中患者及医务人员的安全。

9.2 胸外除颤

9.2.1 原理 用高功率与短时限的电脉冲通过胸壁或直接通过心脏,在短时间内使全部心肌纤维同时除极,中断折返通路,消除易位兴奋灶,使窦房结重新控制心律,转复为正常的窦房心律。

9.2.2 评估

9.2.2.1 患者

9.2.2.1.1 心电波形显示心室颤动。

9.2.2.1.2 身体不能与金属物品接触。

9.2.2.1.3 除颤部位无潮湿、无敷料。

9.2.2.1.4 如患者体内有可植入式医学装置,电极板的位置应距离此装置8cm以外。

9.2.2.2 操作者:除颤前操作者及周围人员无直接或间接与患者接触。

9.2.2.3 环境:避免高氧环境,注意电外科设备使用状态。

9.2.3 操作前用物准备除颤仪、医用导电膏、纱布、除颤电极片。

9.2.4 操作要点

9.2.4.1 遵照生产厂家说明书使用。

9.2.4.2 遵医嘱选择除颤模式。

9.2.4.3 能量选择

9.2.4.3.1 遵医嘱选择输出能量参数。

9.2.4.3.2 根据《美国心脏协会(AHA)心肺复苏与心血管急救指南》:双相波除颤能量的选择,建议根据生产厂家推荐(如初始能量为120~200J),若不清楚推荐值时,使用仪器的最大值,第二次或以后的能量需要等于或必要时高于首次能量;单相波除颤能量建议选择360J;小儿除颤,初始能量选择2J/kg,第二次能量选择4J/kg,后继能量需要等于或者高于4J/kg,最大能量10J/kg或不高于成人剂量。

9.2.4.4 成人电极板位置

9.2.4.4.1 前-侧位:一个电极板放在右前壁锁骨下,另一个电极板放在心尖(左乳头左侧,其中心位于腋中线上)。此位置是默认电极板位置,可以根据个别患者的特征,考虑使用以下三个替代电极板位置。

9.2.4.4.2 前-后位:一个电极板放在左肩胛下区,另一个电极板放在胸骨左缘第4肋间水平。

9.2.4.4.3 前-左肩胛下位:一个电极板放在右前壁锁骨下,另一个电极板放在背部左肩胛下。

9.2.4.4.4 前-右肩胛下位:一个电极板放在心尖部,另一个电极板放在背后右肩胛下。

9.2.4.5 儿童电极板位置

9.2.4.5.1 一个电极板放在右上胸,另一个电极板放在心尖部(左肋缘上左乳头略左)。

9.2.4.5.2 一个电极板放在左胸骨旁,另一电极板放在背部上方或肩胛骨下方,两电极板之间的距离约3cm。

9.2.5 注意事项

9.2.5.1 应严格按照生产厂家说明书进行操作。

9.2.5.2 除颤仪应处于充电备用状态,定点放置,定期维护,每日检测并将检测结果打印存档,专人管理。

9.2.5.3 应使用配套的电极板、医用导电膏。

9.2.5.4 均匀涂抹医用导电膏。

9.2.5.5 将电极板直接贴附于患者的除颤部位,两电极板之间距离 ≥ 10cm,并确认接触良好。

9.2.5.6 如患者植入起搏器或心律转复除颤仪(ICD)应避免将电极板直接放在植入装置上,电极板的位置应距离上述装置 ≥ 8cm。

9.2.5.7 使用多功能电极片时,应确保电极片与皮肤完全紧密贴合,避免气穴形成导致患者皮肤烧伤。

9.2.5.8 操作者在除颤前应提示周围人员不得触碰患者及手术床,并双臂伸直,将电极板紧贴胸壁,下压力度 4~11kg。

9.2.5.9 除颤后清洁整理除颤仪,并做好使用登记。

9.3 胸内除颤

9.3.1 原理 以电脉冲直接通过心脏,在短时间内使全部心肌纤维同时除极,中断折返通路,消除异位兴奋灶,使窦房结重新控制心律,转复为正常的窦房心律,常用于直视心脏手术中的电除颤。

9.3.2 评估

9.3.2.1 患者:年龄、心脏体积大小、心律失常的类型;身体不能与金属物品接触。

9.3.2.2 操作者:除颤前操作者及周围人员无直接或间接与患者接触。

9.3.2.3 环境:避免高氧环境,注意电外科设备使用状态。

9.3.3 操作前用物准备 除颤仪、无菌除颤电极板、生理盐水等。

9.3.4 电极板型号选择 根据年龄及心脏体积大小选择成人型号或婴幼儿型号。

9.3.5 操作要点

9.3.5.1 遵照生产厂家说明书使用。

9.3.5.2 遵医嘱选择除颤模式。

9.3.5.3 能量选择：建议成人首次能量为 10J,之后增至 20J,最大为 30J；儿童首次能量为 5J,之后增至 10J,最大为 20J。

9.3.5.4 位置选择：将电极板分别放置在左、右心室处,使电极板与心脏表面紧密接触。

9.3.6 注意事项

9.3.6.1 根据患者年龄及心脏体积大小准备直径、大小适宜的电极板。

9.3.6.2 除颤前用生理盐水湿润电极板的金属接触面。

9.3.6.3 除颤前操作者应提示周围人员不要触碰患者及手术床。

9.3.6.4 暂不使用时将电极板妥善放置于器械台上,避免置于潮湿环境中；电极板应反方向放置,避免不慎触发；避免电极板与患者皮肤直接接触,以免发生漏电。

9.4 同步直流电复律

9.4.1 选择能量适应证

9.4.1.1 室上性心动过速：成人心房颤动心脏复律推荐双相波初次能量是 120~200J,如果初次电击失败,操作者应逐步增加能量；单相波复律初次能量 200J,如果不成功则逐渐增加能量。成人心房扑动和其他室上性心动过速的电复律初始能量为 50~100J,如果初次电击失败,操作者应逐步增加能量。

儿童室上性心动过速的电复律,使用起始能量为 0.5~1J/kg。如果不成功,增加到 2J/kg。

9.4.1.2 室性心动过速：成人有脉搏的单形性室性心动过速(波形和节律规则)使用初始能量 100J 的单相或双相波电复律,如果第一次电击没有反应,逐步增加能量。成人多形性或无脉搏室性心动过速(波形和节律不规则)治疗同心室颤动。

儿童电复律推荐开始能量为 0.5~1J/kg。如果失败,增加至 2J/kg。

9.4.2　同步(SYNC)-同步心脏电复律操作要点

9.4.2.1　连接心电导联线至患者胸壁,机器设置为监护模式,确认心律失常类型,并可看见明显的 QRS 波。

9.4.2.2　按同步(SYNC)按钮。

9.4.2.3　遵医嘱选择能量、充电、放电。

9.5　成人与儿童除颤参数对比(表 10-1)

表 10-1　除颤部位、电极板型号、放置位置、能量选择

项目		人群		
		成人		儿童
除颤电极型号		8~12cm		>10kg(大约>1 岁)使用成人型号(8~10cm)
				<10kg 使用婴儿型号
放置位置		前 - 侧位、前 - 后位、前 - 左肩胛下、前 - 右肩胛下		右侧胸部上方及心尖部(另一种电极安放位置:一个电极放在左胸骨旁,另一电极放在背部上方、肩胛骨下方)
能量	非同步	心室颤动	单相波	360J	初始能量选择 2J/kg,第二次能量选择 4J/kg,后续能量需要等于或者高于 4J/kg,最大能量不超过 10J/kg 或不高于成人剂量
			双相波	如初始能量为 120~ 200J,第二次或以后的能量需要等于或必要时高于首次能量	

项目		人群			
		成人			儿童
能量	同步	室上性心动过速	房颤	单相波	初始能量 200J，初次电击失败应逐步增加能量	初始能量选择0.5~1J/kg，初次电击失败能量增加至 2J/kg
				双相波	初始能量 100~120J，初次电击失败应逐步增加能量	
			房扑及其他室上性心动过速		初始能量 50~100J，初次电击失败应逐步增加能量	
		室性心动过速	单形性室性心动过速（波形和节律规则）		初始能量 100J	
			多形性室性心动过速（波形和节律不规则）		非同步电复律，同心室颤动	

10　医用激光设备

10.1　目的

　　规范医用激光设备的操作规程，指导手术室护士正确评估和使用。减少操作过程中的安全隐患，最大限度地确保术中患者及医务人员的安全。

10.2　使用原则

　　10.2.1　医用激光设备的安装、运行和维护应遵循生产厂商的使用说明。

10.2.2 使用部门应制订设备使用管理制度、操作流程及应急预案。

10.2.3 操作人员应经过激光设备相关培训,并按要求佩戴必要的防护用品,避免职业暴露和损伤。

10.2.4 使用激光设备前应确定正常操作期间名义危险带的范围。

10.2.5 使用激光设备时,应将反射表面降至最低,并对在名义危险带内的患者及医务人员实施眼睛和皮肤的保护。

10.2.6 使用激光设备时,应将激光警示标识置于治疗区域的各入口处,警示其他医务人员禁止入内,手术间门应保持关闭状态。

10.3　注意事项

10.3.1 应严格执行激光设备操作流程,防止意外启动或误用激光束,暂时不用时,应将主机设定为"待机"状态。

10.3.2 气道手术中使用激光设备时宜选择专用气管导管,并关闭气道氧气。

10.3.3 使用激光设备的手术宜选用防反光器械或用湿纱布遮盖发光器械表面。

10.3.4 应根据使用激光的波长选用相应光密度的防护眼镜。即使佩戴防护镜也不应直视激光束,激光束路径应避开眼睛的水平位置,视轴不能与出光口平行。

10.3.5 使用激光设备时应穿长袖工作服,避免皮肤暴露。有条件的可使用由防燃材料制成的工作服。

10.3.6 使用激光设备时设备两侧要保持一定空间,便于排风制冷。

10.3.7 激光运行时可产生有害的手术烟雾,宜采用排烟系统排除烟雾。

10.3.8　应在激光设备外壳和操作面板的醒目位置张贴警示标识。

10.3.9　禁止在激光路径上放置易燃、易爆物品及黑色的纸张等燃点低的物品。

10.3.10　使用钬激光设备的手术间应保持温度、湿度恒定。

10.3.11　使用具有热效应的激光设备时,应用生理盐水敷料(如盐水纱布)等保护手术部位周围的暴露组织。

10.3.12　使用二氧化碳激光设备时应使用拦截装置(如钛竿、石英竿)或防护装置以防激光束到达正常组织。

10.3.13　对参与激光手术的医务人员应进行定期培训,未经培训的人员不得操作激光设备。培训内容包括但不限于以下内容:

10.3.13.1　激光设备工作环境和工作流程。

10.3.13.2　个人防护措施。

10.3.13.3　危害控制程序。

10.3.13.4　警示标识的正确使用。

10.3.13.5　事故报告程序。

10.3.13.6　激光对眼睛和皮肤的生物效应。

10.3.13.7　常见故障的处理。

10.3.14　激光设备组件发生故障或意外事件时,应使用应急断电开关使激光设备停止工作,并立即关闭激光设备,防止患者和医务人员受伤或损坏设备。

11　手术显微镜

11.1　评估

11.1.1　应保证地面平整、清洁、干燥、无障碍物。

11.1.2　手术显微镜与手术床、麻醉机等设备之间需要保持足够的安全距离,移动前应检查其周边区域,避免设备相互碰撞。

11.1.3　检查主机的功能状态,并根据手术需求调节手术显微镜的模式、参数。

11.1.4　检查目镜、物镜、照相或摄像适配器的清洁度。

11.2　操作要点

11.2.1　准备工作

11.2.1.1　取下镜头保护盖。

11.2.1.2　松开底座刹车,将手术显微镜推至手术床旁合适位置,踩下底座刹车固定,脚踏控制器放置在术者可操作范围内。

11.2.1.3　连接电源,打开显微镜电源开关,根据手术需要调节目镜(包括主目镜和助手目镜)位置。

11.2.1.4　根据显微镜的类型,可采取手动调节平衡或者自动调节平衡;校正平衡后显微镜电磁和机械系统能够顺利完成旋转、定位、制动等精细动作。

11.2.1.5　检查显微镜对焦、放大范围;检查脚踏、外接监视器、摄影录像等装置的参数设置是否符合手术需求。

11.2.1.6　套入无菌显微镜套:将镜套两端对准两手柄套上镜套,巡回护士将约束带收紧固定,约束带不应扎得过紧,以免影响显微镜活动。固定物镜、主目镜和助手镜,剪去镜面的遮盖膜,所用手术器械移除至手术台下,移镜头至安全处备用,禁止包裹显微镜的光源,避免温度过高。

11.2.2　显微镜操作

11.2.2.1　巡回护士移开并关闭手术无影灯,协助术者将显微镜移至适当位置并踩下底座刹车固定。

11.2.2.2　打开光源开关,用旋钮从最小亮度开始调节到合适处。

11.2.2.3　根据术者的瞳距和眼睛的屈光度调节目镜,再调物镜焦距达到最大清晰度。

11.2.2.4　手术结束调节光源亮度至最小,关闭光源开关。

11.2.2.5　镜头对内将显微镜手臂收回,取下显微镜套,缩短手术显微镜手臂至最短距离,关闭显微镜电源开关,收好电源线,扣上镜头保护盖。

11.2.2.6　移显微镜于固定位置,踩下底座刹车。

11.2.2.7　术毕,使用登记,清洁整理显微镜设备。

11.3　注意事项

11.3.1　严格按照生产厂家说明书使用,选择合适的配件规范安装和管理。

11.3.2　使用时禁止包裹显微镜的光源,避免温度过高;避免光导纤维和照明系统线缆牵拉和折叠;脚踏控制器在使用时要注意保持清洁,宜使用防水保护套。

11.3.3　关机前将照明系统光源亮度调至最小,关闭光源开关,再关闭总电源开关;将线缆整理好悬挂于适当位置。

11.3.4　保持光学系统的清洁,当血液、体液等污染镜头时,可使用擦镜纸或遵照产品说明书进行擦拭,禁止使用腐蚀性液体进行清洁。

11.3.5　移动时应避免震动和撞击,宜固定手术间,避免反复移动,若移动显微镜时应两人同时操作。

11.3.6　存放于清洁、温度和湿度适宜的环境。

11.3.7　由专业人员定期进行检修、维护和保养,严禁随意拆卸目镜和物镜等附件系统。如发现灯泡使用时限报警提示时,应及时更换。

附　录

附录1　医务人员洗手方法

1　在流动水下,使双手充分淋湿。

2　取适量肥皂(皂液),均匀涂抹至整个手掌、手背、手指和指缝。

3　认真揉搓双手至少15s,应注意清洗双手所有皮肤,包括指背、指尖和指缝,具体揉搓步骤为:

3.1　掌心相对,手指并拢,相互揉搓(附图1)。

3.2　手心对手背沿指缝相互揉搓,交换进行(附图2)。

3.3　掌心相对,双手交叉指缝相互揉搓(附图3)。

3.4　弯曲手指使关节在另一手掌心旋转揉搓,交换进行(附图4)。

3.5　右手握住左手大拇指旋转揉搓,交换进行(附图5)。

3.6　将5个手指尖并拢放在另一手掌心旋转揉搓,交换进行(附图6)。

4　在流动水下彻底冲净双手,擦干,取适量护手液护肤。

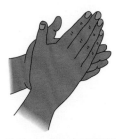　　　　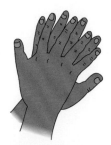

附图1　掌心相对揉搓　　　附图2　手指交叉,掌心相对手背揉搓

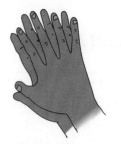
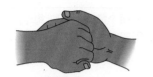

附图3　手指交叉,掌心相对揉搓　　附图4　弯曲手指关节在掌心揉搓

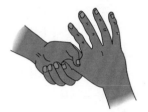
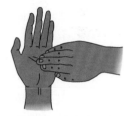

附图5　拇指在掌中揉搓　　　　　附图6　指尖在掌心揉搓

附录 2　Caprini 血栓风险因素评估表

A1　每个危险因素 1 分	B　每个危险因素 2 分	C　每个危险因素 3 分	D　每个危险因素 5 分
□年龄 40~59 岁	□年龄 60~74 岁	□年龄 ≥ 75 岁	□大手术(超过 3h)*
□肥胖(BMI > 30kg/m²)	□肥胖(BMI > 40kg/m²)	□肥胖(BMI > 50kg/m²)	□选择性下肢关节置换术
□计划小手术	□大手术(> 60min)*	□大手术持续 2~3h*	□髋、骨盆或下肢骨折(1 个月内)
□大手术史	□关节镜手术(> 60min)*	□浅静脉、深静脉血栓或肺栓塞病史	□脑卒中(1 个月内)
□静脉曲张	□腹腔镜手术(> 60min)*	□深静脉血栓或肺栓塞家族史	□多发性创伤(1 个月内)
□炎症性肠病病史	□既往恶性肿瘤	□现患恶性肿瘤或进行化疗	□急性脊髓损伤(瘫痪)(1 个月内)
□目前有下肢水肿		□因子 V leiden 阳性	
□急性心肌梗死(1 个月内)		□凝血酶原 20210A 阳性	
□充血性心力衰竭(1 个月内)		□血清同型半胱氨酸酶升高	
□败血症(1 个月内)		□狼疮抗凝物阳性	
□严重肺部疾病,含肺炎(1 个月内)		□抗心磷脂抗体阳性	

续表

A1　每个危险因素1分	B　每个危险因素2分	C　每个危险因素3分	D　每个危险因素5分
□ COPD		□肝素引起的血小板减少	
□目前卧床的内科患者		□其他类型血栓形成	
□下肢石膏或支具固定			
□中心静脉置管			
□其他风险			
A2　仅针对女性,每个危险因素1分			
□妊娠期或产后1个月内	□口服避孕药或激素替代治疗		
□原因不明的死胎史,复发性自然流产(≥3次),由于毒血症或发育受限原因早产			
危险因素总分			

注:1. 每个危险因素的权重取决于引起血栓事件的可能性。如癌症的评分是3分,卧床的评分是1分,前者比后者更易引起血栓。

2. * 只能选择1个手术因素:

低危:0~1分,早期活动;

中危:2分,药物预防或物理预防;

高危:3~4分,药物预防和/或物理预防;

极高危:≥5分,药物预防和物理预防。

附录 3　CORN 术中获得性压力性损伤风险评估量表

术前压力性损伤危险因素评估(在□内打√,总分:____分)			
项目及评估	1分	2分	3分	4分
麻醉分级	Ⅰ级□	Ⅱ级□	Ⅲ级□	≥Ⅳ级□
身体质量指数	18.5~23.9 □	24.0~27.9 □	≥28 □	<18.5 □
受压部位皮肤状态	完好□	红斑、潮湿□	瘀斑、水疱□	重度水肿□
术前肢体活动	不受限□	轻度受限□	部分受限□	完全受限□
预计手术时间/h	<3 □	≥3 且<3.5 □	≥3.5 且<4 □	≥4 □
高危疾病(糖尿病)				有□

术前评估>14分为高风险患者;9~14分为中风险患者;<9分为低风险患者。

术中压力性损伤危险因素动态评估(在□内打√,总分:____分)			
项目及评估	1分	2分	3分	4分
体温丢失因素	浅部组织冷稀释□	深部组织冷稀释□	体腔/器官冷稀释□	低体温/降温治疗□
手术出血量/ml	<200 □	≥200 且<400 □	400~800 □	>800 □
压力剪切力改变	轻度增加□	中度增加□	重度增加□	极重度增加□

术中压力性损伤危险因素动态评估(在□内打√,总分:＿＿＿分)			
实际手术时间 /h	<3 □	≥3 且<3.5 □	≥3.5 且<4 □	≥4 □

术中评估>12 分为高风险患者;8~12 分为中风险患者;<8 分为低风险患者。

术后受压部位皮肤评估(在□内打√)

正常□　带入性压力性损伤□　部位:＿＿＿＿　面积:＿＿＿＿cm × ＿＿＿＿cm

术中获得性压力性损伤□:压红□　1 期□　2 期□　3 期□　4 期□

深部组织损伤□　不可分期□　器械相关性压力性损伤□

黏膜压力性损伤□

部位:＿＿＿＿　面积:＿＿＿＿cm × ＿＿＿＿cm　皮肤持续受压时间＿＿＿＿h

附录 4　CORN 术中获得性压力性损伤风险评估量表评定细则

评估内容	程度分级	评分值
麻醉分级 /（ASA 分级）	根据患者体质状况和手术危险性分 V 级或 VI 级： Ⅰ 级体格健康、发育营养良好,各器官功能正常	1 分
	Ⅱ 级有外科疾病外,有轻度并存病,功能代偿健全	2 分
	Ⅲ 级并存病情严重,体力活动受限,尚能应付日常活动	3 分
	Ⅳ 级及以上合并严重系统疾病,丧失日常活动能力,威胁生命甚至死亡	4 分
身体质量指数 / 体重指数（BMI）	计算:BMI= 体重（kg）÷ 身高（m）^{2} 标准:18.5~23.9	1 分
	偏胖:24.0~27.9	2 分
	肥胖:≥28	3 分
	偏瘦:<18.5	4 分
受压部位皮肤状态	皮肤完好	1 分
	皮肤有红斑、潮湿	2 分
	皮肤有瘀斑、水疱	3 分
	患者重度水肿,皮肤发亮,按压很难回弹	4 分
术前肢体活动	不受限:患者活动自如	1 分
	轻度受限:能经常独立地改变躯体或四肢的位置,但变动幅度不大	2 分
	部分受限:偶尔能轻微地移动躯体或四肢,但不能独立完成经常的或显著的躯体位置变动	3 分
	完全受限:没有帮助的情况下不能完成轻微的躯体或者四肢的位置变动	4 分
预计手术时间 /h	指患者安置手术体位后持续受压的时间 <3	1 分
	≥3 且<3.5	2 分
	≥3.5 且<4	3 分
	≥4	4 分

续表

评估内容	程度分级	评分值
高危疾病	糖尿病	4分
带入性压力性损伤	纳入压力性损伤危险患者	9分
体温丢失因素	浅部组织暴露：手术切开解剖位置涉及皮肤、皮下组织和筋膜	1分
	深部组织暴露：手术切开解剖位置涉及肌肉、关节、骨组织	2分
	体腔/器官暴露：手术切开解剖位置涉及胸腔、腹腔和盆腔，有重要组织器官暴露在外	3分
	低体温/降温治疗：术中或术毕核心体温 <36℃，或因手术治疗需要，术中使用降温措施	4分
手术出血量/ml	<200	1分
	≥200 且<400	2分
	400~800	3分
	>800	4分
压力/剪切力改变	轻度增加：体位调节 0°~<10°	1分
	中度增加：体位调节 10°~<30°	2分
	重度增加：体位调节 30°~≤60°	3分
	极重度增加：体位调节 >60°	4分
实际手术时间/h	指患者安置手术体位后持续受压的时间	
	<3	1分
	≥3 且<3.5	2分
	≥3.5 且<4	3分
	≥4	4分
术后皮肤结果界定	正常：观察受压部位皮肤，没有发生压红或压力性损伤	
	异常：压红　压力性损伤：1期、2期、3期、4期、深部组织损伤、不可分期、器械相关性、黏膜压力性损伤	

附录5　手术体位皮肤及皮下组织受压部位一览表

手术体位类别	受压部位	备注(术中体位调节后受压部位)
仰卧位	枕部、肩胛部、骶尾部、足跟、肘部	双肩部、双足底等
侧卧位	面及耳部、肩部、腋下、肘部、健侧胸部、髋部、膝部、足部	背部、臀部等
截石卧位	枕部、肩胛部、骶尾部、腘窝、肘部	足跟、双肩等
俯卧位	前额、面颊、下颌、肘部、胸部(乳房)、腹部、骨盆、生殖器、膝盖(髌骨)、足背和足趾	唇部、鼻部等
膝胸卧位	头面部、胸部、膝部、足部、肘部	会阴部等

附录6　常用手术器械命名

序号	一级类别	二级类别	主要用途	品名举例
1	刀	手术刀	用于切割组织或在手术中切割器械	手术刀、瓣膜刀、耳鼓膜刀、鼻黏膜刀、扁桃体刀
		备皮刀	用于削除痂皮以保留部分真皮	滚轴取皮刀
		环切器	用于环切阴茎包皮	包皮切除环
2	凿	手术凿	用于凿切或修整骨	骨凿、乳突骨凿、耳用骨凿、鼻中隔凿
		手术锤	用于敲击手术凿等	骨锤
3	剪	组织剪	用于剪切组织	组织剪、血管剪、显微剪、子宫剪
		器械剪	用于剪切器械	敷料剪、钢丝剪、绷带剪
4	钳	止血钳	用于钳夹血管、分离组织以止血	血管钳
		组织钳	用于钳夹组织	扁桃体钳、肠钳、胆囊钳、咬骨钳、垂体咬钳、舌钳、支气管钳
		取样钳	用于组织取样	活检钳、取样钳、采取钳
		分离钳	用于分离组织	分离钳、剥离钳
		牵引钳	用于牵拉组织	牵引钳、撑开钳
		异物钳	用于钳取异物	胆囊取石钳、耳异物钳、气管异物钳、食管异物钳
		扩张钳	用于扩张气管	气管扩张钳
			用于微创手术中扩张切口	微创切口扩张钳

序号	一级类别	二级类别	主要用途	品名举例
4	钳	器械钳	用于钳夹器械	持针器、海绵钳、动脉瘤夹钳、气管导管钳、钉座夹持钳、钛夹钳、施夹器
			用于手术中以钢丝关闭胸骨切口或骨科手术时以钢丝内固定骨块时,捻紧钢丝	钢丝捻紧器
5	镊	组织镊	用于夹持组织	组织镊、血管镊、皮镊、耳用镊、整形镊、鼻用镊、显微镊
		器械镊	用于夹持器械、敷料	敷料镊、显微止血夹镊
6	夹	止血夹	用于术中临时夹闭血管、组织止血	血管阻断夹、显微血管夹
		器械夹	用于显微手术时夹持牵引线	显微牵线夹
			用于显微外科手术进行血管吻合时,夹住缝合线垂吊,防止手术时血管产生扭转	显微血管吻合牵线夹
7	针	手术针	用于探、拨、挑、刺组织	探针、钩针、痔漏探针、导引针、腹水穿刺针
8	钩	手术钩	用于钩拉组织或皮肤	头皮拉钩、静脉拉钩、腹壁拉钩、阑尾拉钩、甲状腺拉钩、S状拉钩、直角拉钩
9	刮匙	手术刮匙	用于手术时刮除组织、汗腺、皮肤赘生物、异物	耳刮匙、鼻刮匙、妇科刮匙

序号	一级类别	二级类别	主要用途	品名举例
10	剥离器	剥离器	用于剥离或分离黏膜、组织	骨膜剥离器、鼻中隔剥离器、显微剥离子
11	牵开器	牵开器	用于与拉钩配合使用,牵开组织	皮肤牵开器、乳突牵开器、腹部牵开器、肛门牵开器、开口器
			用于急救时或喉科手术中撑开口腔用	口腔撑开器
		压迫器	用于下压组织或脏器	脑压板、压肠板
		扩张器	用于非介入手术中,扩张血管	血管扩张器等
			用于扩张组织	扩宫棒、胆道探子、尿道扩张器、扩肛器、阴道扩张器
12	穿刺导引器	打孔器	用于组织打孔,建立通路	鼻打孔器、耳钻、皮肤组织打孔器、心脏打孔器
		输送导引器	用于引导器械,进入腔道或组织(不含血管)	假体导引器、胆道插管引导器、鼻假体导引器
			用于外周血管、股动静脉通路和解剖外旁路手术中,构建置入人造血管(移植物)所需的皮下隧道	外周血管隧道器及组件
			用于腹腔手术时辅助将扩张器和套管引导入腹部切口内	引导棒等

序号	一级类别	二级类别	主要用途	品名举例
13	吻(缝)合器械	吻合器	与钉仓和吻合钉配合使用,用于特定的腔道器官或体内组织的离断、切除和/或建立吻合	吻合器(不带钉)、切割吻合器(不带钉)、缝合器(不带钉)等
		血管缝合装置	用于显微外科手术时,辅助血管合拢吻合	显微合拢器
		施夹器	用于钳闭血管闭合夹,使其闭合血管	钛夹钳
14	冲吸器	冲吸器	用于手术中冲洗组织或吸液	冲洗器、吸引器、上颌窦灌洗管、腹腔吸引管、显微吸引管
			用于抽吸脂肪	抽脂管
15	其他器械	套扎器	用于分离或切除组织	扁桃体圈断器、鼻息肉圈断器、痔疮套扎器
		推结器	用于缝合打结	推结器、打结器、结扎缝合引线器
		缝合器	用于手术时做荷包缝线成形	荷包成形器
		固位器	用于手术中暂时(小于24h)支撑、固定、复位鼻中隔	鼻中隔固定器、鼻骨复位器
			用于影像检查中固定直肠壁和周围的组织	直肠用扩张定位器
			用于辅助,使环切部位无松动,以便于辅助手术刀、手术剪定位环切	包皮环切定位环

序号	一级类别	二级类别	主要用途	品名举例
15	其他器械	固位器	用于支撑胸托	护胸板
			用于安装人工耳蜗时定位	耳用定位模板
		测量器	用于手术中测距	眼用测量规、显微血管测量尺、耳鼻咽喉科用测量器
			用于胆道手术时测量胆管口径	胆管测量钳
		植皮器	用于取、植皮或轧皮处理	鼓式取皮机
		手柄	用于连接器械(刀片)	手术刀柄
		手术锉	用于锉削骨组织	鼻骨锉、鼻骨整形锯锉
		手术叉	用于将植入物等医疗器械推送进入组织或腔道	电极植入用叉、耳用叉
		肛门镜	用于肛门部位组织检查	肛门镜、窥肛器
16	刀	内镜用刀	手术中在内镜下操作,用于切割组织	内镜用刀
17	剪	内镜用剪	手术中在内镜下操作,用于剪切组织	内镜手术剪
18	钳	内镜用组织钳	手术中在内镜下操作,用于钳夹组织	内镜手术钳、内镜抓钳、内镜组织抓钳
		内镜用取样钳	手术中在内镜下操作,用于钳取组织	内镜活检钳、内镜取样钳、内镜组织检查钳
		内镜用分离钳	手术中在内镜下操作,用于分离组织	内镜组织分离钳
		内镜用异物钳	手术中在内镜下操作,用于钳取异物	内镜异物钳
		内镜用器械钳	手术中在内镜下操作,用于夹持器械	内镜持针器、内镜施夹钳、内镜支架回收器

序号	一级类别	二级类别	主要用途	品名举例
19	钩	内镜用钩	手术中在内镜下操作,用于钩拉组织	内镜用钩、内镜组织拉钩
20	刮匙	内镜用组织刮匙	手术中在内镜下操作,用于刮除/采集组织	内镜刮匙
21	剥离器	内镜用剥离器	手术中在内镜下操作,用于剥离或分离黏膜、组织	内镜手术用剥离子
22	牵开器	内镜用牵开器	手术中在内镜下操作,用于牵开组织	内镜牵开器、内镜挡板
23	导引器	输送导引器	用于腹腔手术时辅助将扩张器和套管引导入腹部切口内,建立气腹	引导棒
24	其他器械	内镜用推结器	手术中在内镜下操作,用于缝合打结	内镜推结器、腹腔镜线结推送器
		内镜用给物器	手术中在内镜下操作,用于注射给物。不用于血液循环系统和中枢神经系统给物	内镜推注器、内镜喷洒管、内镜灌洗管、内镜给药器

附录 7　常用手术敷料命名

序号	一级类别	二级类别	主要用途	常用规格
1	手术服	手术衣	手术人员穿着以防止感染源传播的长袍	M/L/XL
2		洁净服	使穿衣者携带感染源的皮肤污垢通过手术室空气对手术创面的污染降至最低限度,以减少伤口感染的风险	XS/S/M/L/XL
3	手术包布	—	用于包装各种规格器械和敷料	40cm×40cm 60cm×60cm 100cm×100cm 120cm×120cm 160cm×160cm
4	手术单	大单	用于遮盖手术野及铺无菌手术器械桌	220cm×350cm
		中单	用于各种手术铺巾、遮盖手术野及器械台、铺手术床、固定双手、包裹四肢等	150cm×180cm
		孔巾	用于耳鼻咽喉科扁桃体手术、鼻部手术及小包块活检手术等	60cm×90cm
		治疗巾	手术切口周围消毒后的皮肤遮盖	60cm×90cm
		切口单	用于覆盖外科手术患者身体,以防止开放的手术创面受到污染,如眼部切口单、颈部切口单、胸部切口单、腹部切口单等	眼部切口单 180cm×220cm、颈部切口单 220cm×400cm、胸部切口单 245cm×400cm、腹部切口单 220cm×400cm

附录8　常用手术用一次性低值耗材命名

序号	一级类别	二级类别	品名举例	主要用途
1	注射穿刺类	注射及输液器械	无菌注射器	适用于人体皮下、肌肉、静脉等注射药液或抽血用,供临床一次性使用,避免医源性交叉传播疾病
2			精密过滤输液器	供临床对输液有更高要求的场合进行静脉穿刺后输注药液的重力式输液器
3			静脉留置针	用于静脉输液的一种输液工具,适用于需要长期、连续性、间断性输液的患者
4		采血、输血器材	输血器	一种建立血制品静脉之间通路的输液器械
5	止血包扎类	止血材料	吸收性明胶海绵	对创面渗血有止血作用,用于创伤止血
6		医用纱布	医用脱脂纱布块	主要用于清洁皮肤、黏膜或创面,与创面护理常用药物一起使用保护创面,也可用于手术过程中吸收体内渗出液
7			医用脱脂纱布垫	主要用于手术过程中吸收体内渗出液
8			医用脱脂纱布条	主要用于腔镜手术的术中止血
9			灭菌凡士林纱布	用于防止纱布与创面粘连,具有润滑、不粘伤口、促进肉芽生长、促进伤口愈合的作用
10			碘仿纱条	抑菌、吸附伤口渗液、刺激新生肉芽增生、减轻疼痛

续表

序号	一级类别	二级类别	品名举例	主要用途
11	止血包扎类	医用胶贴	医用透明敷料贴	应用于手术、外伤创面或留置动、静脉导管贴敷用；也可用于婴儿脐带创面保护
12			医用手术贴膜	用于阻隔手术周围皮肤细菌和液体的渗透
13		医用绷带	弹性绷带	用于对创面敷料或肢体提供束缚力,以起到包扎、固定作用,主要用于外科包扎护理
14			石膏绷带（粉状）	适用于临床矫形、骨折固定等
15		医用海绵	医用棉签（无菌）	对患者皮肤进行消毒及处理伤口时使用
16			医用棉片	用于浅表手术中的吸血、吸液
17	冲洗引流类	引流装置	负压引流器	供临床负压收集及储存引流液用
18			负压引流瓶	与引流管配套,供临床术后储存引流液
19			引流片	用于体表组织的伤口引流
20			引流管	供临床术后切口引流用
21			负压吸引管	将人体组织间或体腔中积聚的脓、血、液体导引至体外,防止术后感染,促进伤口愈合
22			医疗废液收集装置	供外科手术时引流、存放液体用
23			无菌导尿管	将尿液从膀胱引流出来的通路
24			无菌导尿包	用于导尿,引流尿液及暂时存储尿液

序号	一级类别	二级类别	品名举例	主要用途
25	冲洗引流类	冲洗装置	冲洗器	与冲洗液相连,用于腹腔冲洗、膀胱冲洗及前列腺手术后冲洗
26			球式灌洗器	用于创口和器械的灌注、冲洗及吸引
27	缝合黏合类	缝合材料	手术缝合针	用于各种组织缝合的器械
28			手术缝合线	指在外科手术当中,或者是外伤处置当中,用于结扎止血或者缝合止血以及组织缝合的特殊线,手术缝线有可吸收线和不可吸收线
29			皮肤缝合器	用于外科手术伤口和创伤伤口(直线和大致为直线形状)的闭合
30		黏合材料	骨蜡	用物理方法堵住骨髓部毛细血管渗血的一种材料,可用于各种急救病人骨渗血时止血
31	防护隔离类	手术防护隔离	医用外科口罩	适用于医务人员或相关人员的基本防护,以及在有创操作过程中组织液体或喷溅物传播的防护
32			医用无纺布帽	供医务人员工作时使用,可以阻挡漂浮物、灰尘、微生物等,防止头发丝,头皮屑等零落
33			医用鞋套	防止接触到具有潜在感染性的患者血液、体液、分泌物等,起阻隔、防护作用
34			无菌橡胶医用手套	用于医疗检查过程中戴于检查者手部的用品,用于防止医生与患者之间的交叉感染

续表

序号	一级类别	二级类别	品名举例	主要用途
35	防护隔离类	手术防护隔离	医用无菌防护套	供医疗单位隔离罩护医疗器械或医疗用品
36	手术器械类	刀	手术刀片	用于手术过程中切开或分离软组织
37		夹	血管结扎夹	用于临床腹腔镜手术或外科非吸收结扎钉夹的血管或其他管状结构的结扎
38			头皮夹	与头皮钳配套供脑外科手术切开头皮时临时止血用
39		扩张器	切口扩张器	适用于多种切口手术和微创手术中,具有牵开扩张手术切口,扩大手术视野以及保护切口周围组织免受污染的作用
40		其他	医用皮肤记号笔	应用于外科手术、放射治疗和皮肤治疗中在患者皮肤(无黏膜及皮肤破损处)上做标记和定位
41			成人回路负极板	将电刀作用于人体的高频高压的电流,以最快、阻抗最低的形式回收回电刀,形成完整的回路来避免电灼伤
42			电刀清洁片	用于高频手术器(电刀)的刀头清洁
43			手术标本袋	用于术后病理标本的临时储存及转运
44			血管阻断带	用于术中阻断血管使用
45			多功能手术解剖器(电凝切割器)	供手术时与高频电凝设备吸引器配套进行电凝、钝切、刮扒及吸除用
46			医用手刷(无菌)	用于手术前刷手

附录9　常见传染病传染源、传播途径及隔离预防

疾病名称		传染源	传播途径				隔离预防						
			空气	飞沫	接触	生物媒介	口罩	帽子	手套	防护镜	隔离衣	防护服	鞋套
病毒性肝炎	甲型、戊型	潜伏期末期和急性期患者			+		±	±	+		+		
	乙型、丙型、丁型	急性和慢性患者及病毒携带者			+		±	±	+				
麻疹		麻疹患者	+	++	+		+	+	+		+		
流行性腮腺炎		早期患者和隐性感染者		+			+	+			+		
脊髓灰质炎		患者和病毒携带者		+	++	苍蝇、蟑螂	+	+			+		
流行性出血热		啮齿类动物、猫、猪、狗、家兔	++		+		+	+	+	±	±		
狂犬病		患病或隐性感染的犬、猫、家畜和野兽			+		+	+	+	±	+		
伤寒、副伤寒		患者和带菌者			+		±	±	+		+		
细菌性痢疾		患者和带菌者			+			±	+		+		
霍乱		患者和带菌者			+		+	+	+		+		+

附录 10　冷不舒适量表

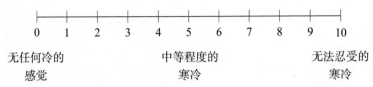

注：冷不舒适量表（the cold discomfort scale, CDS）是通过询问患者寒冷感受，将寒冷感受用 0~10 共 11 个数字表示，0 表示没有任何冷的感觉，10 表示感到无法忍受的寒冷。量表重测信度为 0.84，标准效度显示该量表在每隔 10min、15min、30min 评估是有效的。该量表仅用于有意识的患者。

规范性引用文件

规范性引用文件